U0239045

屈光患教咨询

潘泽 著

Patient Education and
Consultation of
Refraction Surgery Center

山东大学出版社

图书在版编目(CIP)数据

屈光患教咨询/潘泽著. —济南:山东大学出版社,2020.11(2021.10 重印)
ISBN 978-7-5607-6727-7

Ⅰ．①屈…　Ⅱ．①潘…　Ⅲ．①屈光不正－诊疗
Ⅳ．①R778.1

中国版本图书馆 CIP 数据核字(2020)第 186196 号

策划编辑　徐　翔
责任编辑　徐　翔
封面设计　张　荔

出版发行　山东大学出版社
社　　址　山东省济南市山大南路 20 号
邮政编码　250100
发行热线　(0531)88363008
经　　销　新华书店
印　　刷　济南静雅彩印有限公司
规　　格　880 毫米×1230 毫米　1/16
　　　　　18.25 印张　250 千字
版　　次　2020 年 11 月第 1 版
印　　次　2021 年 10 月第 4 次印刷
定　　价　198.00 元

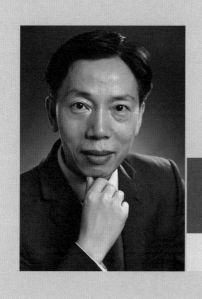

十年磨一剑
患教铸新篇(序一)

　　十步之泽,必有芳草,处处都有脱颖而出的优秀人才!蔡司屈光患教支持经理潘泽女士诚意之作《屈光患教咨询》让我眼前一亮,这本书是她十年培训实践与思考的结晶,欣然为之作序。

　　在疫情防控常态化的时代,医疗行业变革加速,我国各地的屈光手术中心也在加快升级,公立医院、非公医疗机构都在纷纷开设近视专科、屈光手术中心、全飞中心、可植入式隐形眼镜(ICL)中心等,以满足广大患者的需求。鉴于疫情促使互联网医疗需求猛增,且互联网医疗具备远程、专业、便捷、高效等优势,许多医院以互联网医院建设与人工智能(AI)应用拓展为切入点,实行门诊全预约、患者就诊流程个性化,并积极开展网上咨询、网上配药、网上随访等,推进优质高效的服务。对于屈光中心建设而言,互联网医疗是新的翅膀,助力"飞"得更快更好。

当前国内的屈光中心,大部分是在优势学科中分化出来的,拥有全飞等为代表的核心技术,致力于高效扎实的服务,已具有良好品牌;部分新开设的屈光手术中心,具有创新理念,不断开拓,顺应医疗宏观市场需求,显示出后来居上的气势。无论公立还是非公医疗机构,只有在现代管理、诊疗技术和特色服务上彰显辐射力,才能真正站稳并向前发展,与此同时,品牌建设与保障是值得重视的关键点。

潘泽女士十年磨一剑,在综合医院、私立医院、单体医院的350余场屈光培训与运营策划的实践中,融合个人经验与团队样本,积极思考并撰写这本好书,闯出自己的路。潘泽带领团队做"全飞秒患者教育",实质上,是服务体系的提升和转化。她的"认知篇""理念篇"与"赋能篇",从屈光行业趋势分析,到团队学习力及服务提升的阐述,到"做一个有投资价值的品牌医生"的论述,具有较好深度和启发性,对于屈光行业之外的人士,也有借鉴作用。

十年患教经验不同寻常!潘泽女士以患者教育为切入点,建立了全球第一家屈光患教咨询团队,为500余家屈光中心提供全方位患教方案。书中的"赋能篇"将为各地屈光中心建设与开拓提供极有价值的模板。

从2010年第一台,到现在全国超过200万台,全飞在中国十年历程为无数近视患者带来光明视界。患者信赖全飞,在于一次次完美手术的积累,在于一步步流畅完善的流程,在于可持续发展的患教科普。期望所有近视患者都能拥有清晰明亮、无忧无虑的自由视觉!

眼视光学是视觉健康的基础守护者,视光中心/屈光矫正中心等雨后春笋般涌现,但我国不同地区的眼视光诊疗服务存在着极大的不均匀性，我相信这本书会受到眼视光管理者、眼视光从业者、眼视光教师及产学研工商的研究者的欢迎，期待该书早日出版！

周行涛

2020 年 9 月

　　周行涛，教授，主任医师，博士生导师，复旦大学附属眼耳鼻喉科医院院长。国家卫健委"中国好医生"月度人物、上海市"领军人才"、上海市优秀学科带头人、上海市"十佳医师"、上海"医务工匠"、上海市"银蛇奖"获得者、全国综合防控儿童青少年近视专家宣讲团副团长。亚太近视眼学会常务委员兼学术秘书、中华医学会激光医学专业委员会副主任委员、中华医学会眼科学会视光医师协会委员。在国际上第一个开展近视全飞秒 SMILE-CCL 技术、角膜营养不良表面镜术、圆锥角膜表面镜术等，在国内最早开展全飞秒 FLEX/SMILE、LASEK/epi-LASIK、圆锥角膜快速交联 CXL、EVO-ICL 植入术、远视 SMILE 等科学研究。曾获国家技术发明二等奖、国家科技进步二等奖、教育部一等奖，以及上海市科技进步二等奖、上海市科学技术普及一等奖等。

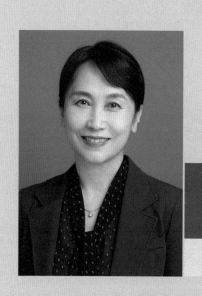

见证屈光患教这十年(序二)

与小潘相识近十年,看着她从青春年少渐渐步入成熟,从患教新人成为经理,带领团队日夜兼程推动患教工作。还记得相识之初,她静静坐在诊室记录医患沟通心得,跟着我进手术室学习术中沟通技巧;每当我安抚心怀重重疑虑的患者,小潘的眼里有光,投来赞许的微笑。门诊间歇,潘泽曾轻轻问我:"对睑板腺功能障碍的患者,您耐心细致、图文并茂解释这么久会不会太辛苦?"我告诉她:"患教是医疗机构治疗和服务的有机组成部分,患者在协和挂号不容易,他们理应得到最好的治疗,也应得到最好的服务。"飞机上看着她整理患教心得书稿,阅读她的新书初稿,点点滴滴历历在目。我知道眼前这个勤奋温暖的孩子适合做患教,因为内心温暖、心怀美好。这正是屈光医生与患者沟通中应具备的美德。

不久前,潘泽请我为她的新书《屈光患教咨询》写序,我欣然同意。

当今,屈光手术设备先进精良,特别是全飞秒手术更是得到社会大众的广泛认可。而在屈光领域,谁重视患教服务,谁就能赢得市场。高超的技术成果需要患者能感知到的专业标准化患教服务作为支撑。《屈光患教咨询》一书填补了国内屈光患教领域的空白。这本书是一名患教工作者多年走访屈光中心心得的记录、思考的结晶,具有较强的理论价值和实践指导意义,值得相关工作人员认真阅读和学习。

苔花如米小,也学牡丹开。如果我们的医疗工作者都能像潘泽这样不厌于琐碎,不甘于平凡,在每一个细节上笃行深思、打磨焠炼、精益求精,我国的医疗行业水平必将得到全方位的提升,中国人将活得更有质量、更有尊严。真诚希望今后患教咨询这个学科受到更多的重视,得到学者专家关注和研究,有越来越多的、系统性的专著问世,大学等高等教育和研究机构也能开设相关课程,使我国患教咨询在理论和实践水平上都达到世界先进水平。

李莹

2020 年 9 月

李莹,教授,北京协和医院主任医师,北京协和医院角膜、屈光手术专业组组长,准分子近视手术中心主任,中华医学会眼科专家会员,中华医学会眼科全国角膜病学组副组长,中华医学会激光医学眼科学组委员,北京激光医学分会副组长,中国眼科医师分会角膜病专业委员会副主任委员,北京医学奖励基金会角膜病医学专家委员会副主任委员,中国微循环眼科副主任委员,中国微循环眼屈光学组主任委员北京医学会眼科委员会委员,北京医学会激光医学分会眼科激光学组副组长,中国医师协会眼科女医师委员会委员,海峡两岸医院卫生交流协会眼科专业委员会委员,亚洲干眼学会委员,亚洲角膜病学会委员。

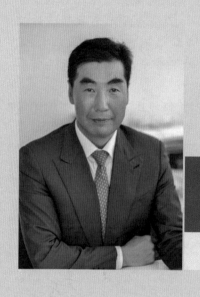

患教咨询：
成就客户 造福患者(序三)

　　世界卫生组织报告，我国高中及大学生近视率已超七成，青少年近视率高居世界第一。为了切实贯彻《"十三五"全国眼健康规划(2016-2020 年)》，近 5 年来，全国各级各类眼科医院和屈光诊所建设星罗棋布，蓬勃发展。屈光行业高速发展，大量的新生代屈光工作者投入屈光领域。蔡司在提供微创、安全和有效的全飞秒创新技术的同时，也着力提供全方位客户解决方案，其中就包含患教咨询服务。

　　2017 年，蔡司成立全球第一个患教咨询团队，为全飞秒近视矫正技术的用户提供患教咨询服务。潘泽参与组建并带领患教咨询团队为全国超过 500 家全飞秒屈光中心提供患教咨询、医院运营协助等方面的支持。我欣喜地看到她将 5 年来走访医院的患教咨询心得整理成《屈光患教咨询》，从行业趋势、服务提升、运营增效、行为规范、流程管理等方面系统阐述并出版发行。为了让用户更好地体验全飞秒技术,我推荐全飞秒技术的医务人员和市场运营工作者阅读此书。

　　未来,蔡司将卓力匠心传承,技术创新,为全飞秒技术用户不断提供新的全方位解决方案,成就客户,造福患者!

卡尔蔡司医疗部总经理

2020 年 9 月

前　言

屈光中心需要系统化的患教优化解决方案。

历史的车轮滚滚向前，从不为谁停留。改革开放 40 多年来，一方面，大量西方先进的科学技术如潮水一般涌入我国；另一方面，国民生活水平提高之后对生活品质的要求也随之提升。正如十九大报告中指出的那样，"中国特色社会主义进入新时代，我国社会主要矛盾已经转化为人民日益增长的美好生活需要和不平衡不充分的发展之间的矛盾"，这种转化也在屈光行业中有明显折射和直接的体现。

2017 年 9 月，蔡司屈光患教团队成立的时候，全国近视手术还处在迅速增长前蓄势待发的增长状态。当时，由于公立医院在社会上还处于相对优势地位，所以还固守原有理念坐等患者上门，疏于服务提升；患者也大多满足于医生能为自己治好病，而对服务品质的需求不强烈。当大部分屈光中心在茫然中探索患教经验之时，屈光近视手术凭借稳定、优秀的术后效果已经悄然蓬勃，社会资本闻风而动跑步入场，非公眼科医院数量与日俱增，屈光市场竞争加剧。我们敏锐地意识到，新时代的屈光市场需要高品质的患

1

教服务,并率先提出:设备到达医院,蔡司患教全方位助力服务便全面开始。

10多年来,笔者与全国各级、各类投资类型、各发展阶段的眼科医院屈光科持续合作,跟踪和辅导了400余家屈光中心成长,主持协作了280余场屈光中心工作人员培训演练、市场运营论坛等活动。走访中,我们切身感受到了新建屈光中心的"流量之困"、单体民营眼科的"运营之困"和多重竞争之下连锁机构的"增长之困"。实践中,医院往往头疼医头脚疼医脚——希望通过一次决定性行动、一台完美的手术、一个创意十足的活动策划一蹴而就地解决重重困境。然而,屈光就诊流程需要全程高效闭环运营,单点解决方法无法带动整体提升,屈光中心需要系统化的改变和患教优化解决方案。

系统化能力是一种综合能力,系统化的意义在于整合系统内各关联元素,使其在特定的规则和协议下,让资源配置优化,运营高效,目标责任明确,自适应性强,积极主动地推进系统的长期发展。就屈光中心而言,患教咨询是其业务流程系统中一个必不可少的组成部分,也是其最具活力和能动性的组成部分。而患教咨询也同样需要科学系统地进行提升和优化。具体而言,就是从宏观、中观和微观的层面和角度系统地了解、全面地掌握,进而对其有效地推动。

基于以上考虑,本书从理论基础入手,着重强调患教咨询服务理念的阶升与拓展,更进一步从细节上精准把控全流程,详细讲述眼科医院屈光中心如何以患者教育为切入点,通过理念提升、目标重塑、系统升级、规范流程、细节把控、宣传推广、员工培训等措施,更好地打造工作体系,服务屈光客户。在优化流程的前提下提高整体竞争实力,一步步从平凡无人知,进而优秀卓越众人晓,实现眼科医院全方位高效运营。

　　作为行业患教理念传播者和开拓先锋，蔡司患教咨询团队是屈光中心与患者间的纽带和桥梁。我们协助医院策划如何在活动中打造推动品牌；如何把枯燥的医学术语转化成通俗易懂的语言，让沟通更加简单、高效而有温度；如何高效良性运营，让患者一生一次的视觉新生体验全程美好。未来，面对欣欣向荣的屈光市场，我们团队将为全飞秒客户不断提供新的全方位解决方案，而患教咨询将不断开创新模式，与市场深度融合，支持推动中国医疗品质服务提升，心如花木，向阳而生。

潘泽

2020 年 9 月

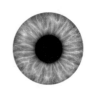

目 录

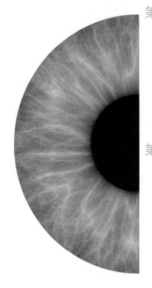

1

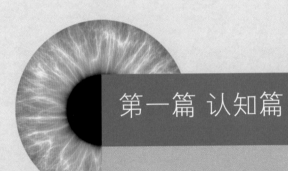

第一篇 认知篇

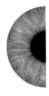

第1章
屈光行业趋势

1.1 中国眼科医疗行业趋势

1.1.1 中国眼科医疗行业趋势总论

党的十九大报告中提出健康中国战略。眼健康正是健康中国战略中非常重要的组成部分。目前,我国仍然是世界上盲和视觉损伤患者数量最多的国家之一。根据国际防盲协会报告显示,截至2015年,我国盲人约有618万人,中重度视力损伤患者约有5287万人。2017年我国眼科医院机构数量从122家增加到641家,眼科医院总资产达到277亿元,诊疗人次达到0.26亿人次。2018年,国内眼科市场规模超过1500亿元。社会大众的屈光就诊需求不断攀升,催生了眼科医院的崛起。

2016年10月,《"健康中国2030"规划纲要》发布,提出优先支持社会力量开办非营利性医疗机构,鼓励退休医生到基层医疗卫生机构执业,支持医生利用业余时间开设工作室,破除社会力量进入医疗领域的限制和隐性壁垒。2016年12月,国务院印发《"十三五"卫生与健康规划》,提出到2020年,社会办医占医院总数的床位占比将由 2015 年的 19.4％提升至 30％以上。

2018 年 6 月,国家卫健委发布了《关于印发医疗消毒供应中心等三类医疗机构基本标准和管理规范(试行)的通知》,把独立设置的医疗机构从 7 类增至 10 类。眼科医院正式成为独立设置的医疗机构。伴随着一系列新医改政策的颁布,民营医院如雨后春笋般涌现。大量新增的眼科医院为用户提供了优质的医疗体验,推动医疗服务本质回归的同时加剧了市场竞争。诊所为了生存,不断加大宣传力度,同时优化服务品质。这既提升了市场对屈光手术的了解,同时也对眼科诊所的服务和医疗质量提出了新的要求。

屈光手术技术进入中国 30 年有余。最初的 20 年,受限于网络技术的普及,屈光手术技术和服务一直延续着原始、传统的发展方式。绝大多数眼科医院按照既定的综合医院的诊疗风格——坐等患者上门咨询治疗,口碑传播也是自然而然的慢增长状态。公立医院由于累积了多年优良声誉和口碑,即便在就诊环境不舒适,相对拥挤凌乱,客户体验不佳的情况下,仍然可以吸引大量慕名而来的就诊患者。近 10 年,享有社会资本支持的民营眼科医院凭借相对良好的就诊环境、周到的服务和优秀的术后结果,渐渐进入社会大众的视野,也逐渐被大众信任和接受。

屈光近视手术是一类“锦上添花”“好上加好”的非必需选择性手术治疗方式。手术目标人群主要为 18 岁以上的“00 后”“90 后”“80 后”甚至“70 后”中青年群体。他们接受手术的原因是改变生活,提升生活品质。这类人群在日常工作生活中敢于尝试,他们在体验了娱乐、文化、教育等不同领域的卓越服务后,内心渴望就医诊疗过程中环境更加安静、舒适,服务更加得体、专业。他们与作决策的家长及朋友更希望深入了解屈光近视手术不同手术方式之间的核心区别,在确保手术安全、没有未来隐患的同时选择最佳的手术治疗方案。在屈光手术进入中国的最初几年,对手术安全性更加渴求的患者趋向选择集合了国内优质的医学人才和医疗设备的公立三甲医院就诊。仅有少数对价格敏感或其他因素的患者选择进入民营医疗机构接受手术。随着时间的推移，民营医疗机构积累的原始患者越来越多，良好的手术效果、舒适的术中体验、完备的术后服务和随访跟踪体系大大改善了患者术后焦虑期的感受。这种好的感受超乎了患者对于医疗服务的固有想象，民营眼科医院的好口碑故事不断传播，使得选择在民营医疗机构接受手术的患者数量快速增长，越来越多不同年龄、不同职业、不同教育背景的患者倾向值得信赖的民营眼科医疗机构。源源不断的患者也为医院的生存和发展奠定了基础，促使医院不断增加工作人员，优化就诊流程，完善术后随访及客户服务机制。工作人员在大量的接诊中累积咨询经验，专业度得到进一步提升，形成了良性的运营循环。

1.1.2　屈光市场多样化运营新格局

随着"互联网＋"自媒体时代的来临，屈光市场运营发生了质的变化。为了更好地推动医院品牌宣传，树立明星医生继而带动眼科门诊流量，无论公立医院还是民营眼科都在运用各自不同的方式多渠道进行推广宣传。对比传统运营方式，新时代眼科屈光医疗呈现无形运营带动有形"技能"新形势。"竞争"更多体现在宣传、推动、服务等"无形战役"中。成熟的连锁眼科医疗机构持续的"全渠道"宣传覆盖，"洗脑式"多角度、立体化的高频科普，力求争夺社会大众的注意，留下宝贵的屈光手术科普第一印象。甚至许多老牌公立医院的眼科也改变了既有的科普方式，让"冰冷"的技术变得"有意思""有温度"。屈光手术市场的竞争不再单单是争夺，而更多是"唤醒改变"。

总体而言，我国 60％以上的眼科医疗运营水平还处在初期摸索阶段,很多医院仍在盈亏边缘不断摸索适合区域文化的新模式。

1.1.3 民营医疗迅速发展,呈现多元新兴业态

2018年民营医疗数量已达公立医院的1.74倍。前瞻产业研究院发布的《中国民营医疗行业市场前瞻与投资战略规划分析报告》统计数据显示,2015年我国民营医院数量正式超过公立医院,数量达到14518个。截至2017年,我国民营医院的数量增长至18759个。2013~2017年,我国民营医院年均复合增长率达到13.48%。进入2018年,我国民营医院数量达到了20977个,而公立医院数量仅有12032个。民营医疗逐渐兴盛,同时出现了许多新兴的医疗业态,包括新生"医生集团"和"第三方独立医疗机构",还有依托互联网等新技术形成的"互联网医院"等。这些新业态的出现,为我国医疗卫生事业注入了活力,让整个医疗生态日臻完善。

1.1.4 医疗机构人才发展趋势

任何领域的竞争根本上都是人才的竞争。成功医疗机构的关键"部位"一定潜藏着"不用扬鞭自奋蹄"的人才。这样的人才越多,医院越容易在最短的时间内获得成功。无论是公立医院还是民营机构都缺人,而这种"人"是医院急需的人才。

公立医疗机构医技人员的储备相对充足,但他们缺乏有丰富经验的市场运营推广人才,帮助公立医院将价值传递下去,传播出去。民营眼科医院人才获取渠道比较多源,有多点职业的外聘专家、离退休人员、从其他机构引进的人员等。看似多角度的人才招募渠道,其实却面临高品质人员缺乏、人员梯队建设乏力以及"选、

育、留"方面的困境。多数刚建成的民营机构缺乏吸引经验丰富医生的资源和能力,现有手术医生对屈光手术结果往往缺乏强有力的信心,而医院的其他医技及护理人员也主要由刚毕业的人员构成,在咨询转化过程中专业技能和技巧不足,很难将有说服力的故事传递出去,造成转化难。如果医院引进年富力强、行业经验丰富的手术专家,却又面临对医生有极强依赖性的问题,一旦专家由于某种原因离开,医院即刻面临手术量暴跌的结果,其原因是医院缺乏第二梯队人才补充力量的储备。

1.1.5 民营医院从品质医疗向品质医疗服务过渡

随着市场不断细分,良性发展的民营屈光中心不仅需要医疗技术过硬,更要品质服务。通过提升服务让医院更有竞争力,整体得以凝聚发挥出更大的效力。现代医院管理者已经清楚地认识到,医院长足发展离不开品质医疗技术和品质医疗服务。

品质医疗技术的价值是通过患教服务体现的。屈光中心患教服务既可以使患者就诊体验更加人性化,又可以让患者更加理解医疗技术服务,让患教服务成为医疗技术的增值载体。民营屈光中心患教服务是医疗技术的增值载体,在新的形势下,从业医务人员应做好角色和意识转变,提升医疗服务品质,使"品质医疗服务"成为屈光中心的核心竞争力,满足不同层次的医疗服务需求。

1.2 屈光手术的前世今生

1.2.1 激光概述

激光是一种自然界原本不存在，因受激而发出的光。也就是说，激光不是自然光，是"人造"的。激光是 20 世纪最伟大的发明之一，具备方向性好、颜色单一、能量高度集中可控的特点。

到底什么是激光？激光与普通光有什么区别呢？一盏普通灯发出的光是白色的，透过三棱镜会看出它由不同颜色的光波组成。普通光朝四周散射，没有固定方向。而激光，只有一种颜色，且笔直指向一个方向。

为什么激光可以笔直指向一个方向呢？我们要从激光的基本原理说起。光的吸收和发射包括受激吸收、自发辐射、受激辐射三种基本过程。在原子的原子核外部环绕着电子，在没有外部刺激的情况下，电子永远在一个固定的能级上运动。你可以想象一颗处于坡路下方的石子。在没有任何外力的情况下，石子总是倾向于处在坡路的最低处。而当电子受到适当频率的外来能量（例如光）的激发，它就会跃迁到高能级处，这叫受激吸收。就像石子被人推了一下就会向坡上方运动一样。如果没有持续的推动力，石子必然回落。同样，当外部能量消失之后，电子很快就会回到之前的低等级上。在这个过程中，电子会把多余的能量以光子形式释放出来。而未经"处理"的光子杂乱无章，频率和方向各不相同，这叫自发辐射。

1917 年，爱因斯坦提出了另一种辐射——受激辐射。他认为，如果有一光子，它的能量正好等于高能级与低能级的能量差，一旦发射过来就会诱导高能级电子向低能级跃迁，这个时候光子

8

会释放出和射进来的光子一模一样的另一个光子,这两个光子再诱导后面的电子向低能级跃迁,会得到 4 个一模一样的光子,这样一直延续下去,雪崩似的过程发生了,一个光子进去会引发大量同样的光子辐射出来。这样一来,同一束光就会得到放大和加强。这一切在当时只是爱因斯坦的一个假说。一段时间后,科学家才通过实验证明,确实存在受激辐射的现象。接下来,制造稳定而持久的受激辐射成为了一个工程学问题,例如怎样让大部分电子相对持久地处于高能级上,如何在相对狭小的物体内实现光子的反复加强。在解决这些问题后,人们才真正发明了激光器。

激光器是使光源中的粒子受到激励而产生受激辐射跃迁,实现粒子数反转,然后通过受激辐射而产生光的放大的装置。也就是说,激光器是能量发生、收集放大的装置。

1.2.2　激光分类

50 多年来,激光技术与应用发展迅猛。激光在医学上的应用分为两大类:激光诊断与激光治疗。激光诊断以激光作为信息的载体,它可穿透到组织较深的地方进行诊断,直接反映组织病况,给医生诊断提供了充分依据。而激光治疗则以激光作为能量的载体,潜藏巨大能量,可以做到精准切割,对周围组织没有损伤,基本没有毒副作用。目前,激光临床应用领域包括近视矫正、视网膜修补、蛀牙修复、分子级微创手术等。

在屈光近视手术领域通常应用两种激光:准分子激光(excimer laser)和飞秒激光(femtosecond laser,FS),波长范围如图 1-1 所示。两种激光听起来都是光,却都是一种人眼不可见、没有温度的"冷激光"。

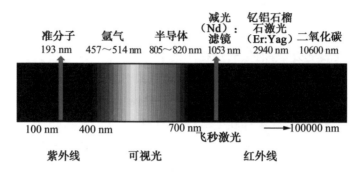

图 1-1　激光波长范围

1. 准分子激光

准分子激光由氟与氩受激而成,处于紫外光谱。此种高能量的激光通过直接的光化学作用使细胞的分子键断裂,包括吸收、断键和切削等过程,因此也称"光切削"或"光消融"(photoablation)。波长为 193 nm 的准分子激光具有足够的能量,使组织内分子键形成微小碎片并挥发,而被切削后的角膜组织表面光滑、透明。准分子激光波长范围如图 1-1 所示。

此外,准分子激光还具有以下特点:

(1)精准:精度 0.25 μm,可以做到精准切割,在激光手术中常常用来"制作度数"。

(2)冷激光:对周围角膜组织无损伤,不会"烧伤"周围组织。

(3)脆弱:激光发出后易受周围气味影响,易受灰尘及组织碎屑阻挡,哪怕阻挡物完全透明,仍然无法穿越。

2. 飞秒激光

飞秒激光是一种近红外激光。20 世纪 90 年代初,飞秒激光开始应用于各个领域。应用原理是利用其极短的脉冲宽度较小的光脉冲能量获得极高的峰值功率以及具有极强聚焦能力,可以在角膜内任何深度完成精确到 0.1 mm 的精细切割。1995 年,飞秒激光开始被用于软组织的切割。2001 年,第一台商用飞秒激光机应用于屈光不正矫正手术中制作角膜板层瓣,即飞秒激光辅助下的准分子激光角膜原位磨镶术(FS-LASIK)。

此外,飞秒激光还具有以下特点:

(1)穿越:飞秒激光可以穿过透明组织实现"隔山打牛"的效果,而对穿越的组织无影响。

(2)准确:可实现精确到 0.1 mm 的精细切割。飞秒激光主要用于切割组织,通常在屈光手术中制作角膜瓣。

飞秒激光与准分子激光各具特色,具体区别如表 1-1 所示。

表 1-1　　　　　　　　　　飞秒激光与准分子激光对比

	飞秒激光	准分子激光
波长	1053 nm 红外光	193 μm 紫外光
穿透性	角膜内部聚焦	不能穿透角膜
脉冲时间	10^{-15} 秒	10^{-9} 秒
热效应	无	轻微
组织作用	切割	消融
发射距离	2 mm	200 mm
周边能量衰减	无	有
扫描时间	与度数无关	度数越高,时间越长

目前临床常用的微小切口基质透镜切除(small incision lenticule extraction,SMILE)手术,应用的是全飞秒激光。

SMILE 手术是多种角膜屈光手术设计理念的结合,也是现代科技发展的重要结晶。它的出现标志着角膜屈光手术"微创"时代的到来,具体发展历程如图 1-2 所示。

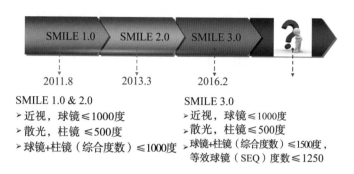

SMILE 1.0 & 2.0
➢ 近视，球镜≤1000度
➢ 散光，柱镜≤500度
➢ 球镜+柱镜（综合度数）≤1000度

SMILE 3.0
➢ 近视，球镜≤1000度
➢ 散光，柱镜≤500度
➢ 球镜+柱镜（综合度数）≤1500度，
等效球镜（SEQ）度数≤1250

图 1-2　SMILE 手术发展历程

全飞秒手术时采用弧形角膜镜固定眼球，激光束可以精确聚焦于角膜不同深度进行层间弧形分离，实现 3D 立体切削来制作透镜，并通过微小切口直接取出，不再制作角膜瓣。这避免了一系列因制作角膜瓣引起的手术并发症，同时也避免了手术后因外伤等引起的角膜瓣移位及生物力学稳定性受影响等术后安全隐患，使其安全性大大提高。加之手术中不暴露角膜基质床，飞秒激光穿越透明角膜组织进行扫描及透镜成型代替准分子激光的切削，使手术的精确性和可预测性明显提高。SMILE 手术最大的优势是微创，并且 SMILE 手术后的干眼症状比半飞秒手术和准分子激光角膜切削术（PRK）后时间短。对于已经患有干眼症的近视患者，采用 SMILE 手术只能说再合适不过了。

1.2.3　屈光手术发展与分类

当今屈光近视手术可以在角膜、晶状体上进行。屈光矫正手术分为激光角膜屈光手术和晶体植入手术。

1.角膜屈光手术

角膜屈光手术是通过激光切削角膜，去除一定厚度的角膜组织,改变角膜曲率,从而达到矫正屈光不正的目的。笔者认为角膜屈光手术按照手术出现的时间分成三代,如图 1-3 所示。

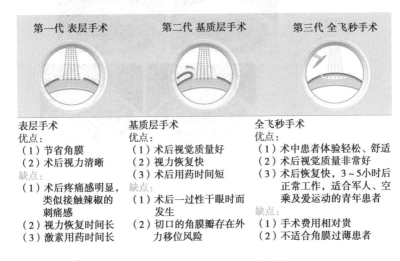

第一代 表层手术　　　第二代 基质层手术　　　第三代 全飞秒手术

表层手术
优点:
(1)节省角膜
(2)术后视力清晰
缺点:
(1)术后疼痛感明显,类似接触辣椒的刺痛感
(2)视力恢复时间长
(3)激素用药时间长

基质层手术
优点:
(1)术后视觉质量好
(2)视力恢复快
(3)术后用药时间短
缺点:
(1)术后一过性干眼时而发生
(2)切口的角膜瓣存在外力移位风险

全飞秒手术
优点:
(1)术中患者体验轻松、舒适
(2)术后视觉质量非常好
(3)术后恢复快,3~5小时后正常工作,适合军人、空乘及爱运动的青年患者
缺点:
(1)手术费用相对贵
(2)不适合角膜过薄患者

图 1-3　角膜屈光手术发展历程

(1)第一代(表层切削):准分子激光角膜切削术(PRK)、经上皮准分子激光角膜切削术(TransPRK 或 TPRK)、经上皮准分子激光角膜切削术中的一种技术(SMART)、准分子激光上皮下角膜磨镶术(LASEK)、机械法准分子激光上皮瓣下磨镶术(Epi-LASIK)。

表层手术的核心是 PRK 手术,无论是 TransPRK(TPRK)还是 LASEK、Epi-LASIK,都是用物理、化学或者运用激光去除(推开)角膜上皮组织,然后用准分子激光设备按照术前设计制作“度数”,如图 1-4 所示。由于角膜表面切削术后角膜上皮的缺损和前弹力层的缺失可能会造成手术后患者的疼痛和角膜上皮下混浊(haze)等副作用,要求患者严格按照医嘱复查和使用眼药。

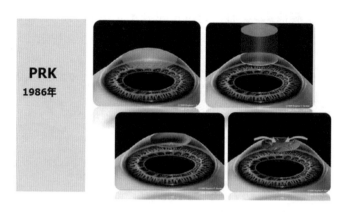

图 1-4　表层切削手术

第一代新型表层屈光手术也叫 SMART 手术。屈光中心提到的 SMART 手术实质上是一种创新型表层角膜屈光手术方式。SMART 是便于医患沟通,利于患者记忆的"小名儿"。SMART 手术去除角膜上皮和制作"度数"全部由一台准分子激光设备一步完成。优化和改进后的 SMART 仍属于表层角膜屈光手术,具备表层屈光手术的特点:

①适合那些角膜较薄,无法进行其他角膜手术的患者。

②手术不制作角膜瓣,没有瓣风险。

③术后角膜刺激症状较为明显,恢复较慢。

④术后激素使用时间较长,要求患者严格按照医嘱点药。

⑤手术适合近视度数较低的患者。

(2)第二代(基质层手术):准分子激光原位角膜磨镶术(LASIK)、前弹力层下激光角膜磨镶术(SBK)、飞秒激光制瓣的准分子激光原位磨镶术(FS-LASIK)。

以准分子激光原位角膜磨镶术(LASIK)为核心的基质层手术包括了 LASIK SBK FS-LASIK。LASIK 手术先用机械刀或飞秒激光制造角膜瓣,掀开角膜瓣后,再在基质床上进行准分子激光切削,最后复位角膜瓣,如图 1-5 所示。而被称为"精雕手术"的是角膜地形图引导的个性化 LASIK 手术。"精雕"是便于医患沟通和记忆的商品名。基质层手术特点如下:

①术后刺激症状轻微,屈光状况稳定。

②可以根据患者情况进行薄瓣角膜瓣设计。

③可以虹膜识别和进行个性化引导。

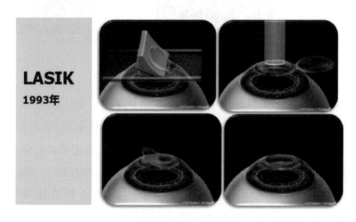

图 1-5　基质层手术

(3)第三代(全飞秒手术):SMILE。

SMILE 手术的整个手术过程只用一台蔡司 VisuMax 激光设备。该手术无须制作角膜瓣,直接用飞秒激光在角膜基质内制作微透镜,再通过极小的飞秒激光切口将微透镜取出,达到矫正近视的目的,如图 1-6 所示。其特点包括:

①不用制作角膜瓣,术后没有角膜瓣移位的可能。

②2 mm 超微小激光切口,90％角膜表层神经完好。

③角膜生物力学稳定性更佳,安全性更高。

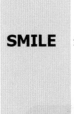
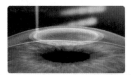
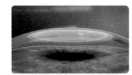
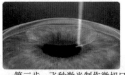
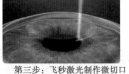
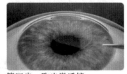

第一步：飞秒激光扫描制作微透镜下层　　第二步：飞秒激光扫描制作微透镜上层

第三步：飞秒激光制作微切口　　　　第四步：取出微透镜

图 1-6　无瓣基质层手术

2.可植入式隐形眼镜(ICL)晶体植入术

晶体植入可以理解为将一种特殊的隐形眼镜植入眼睛里。ICL 晶体植入术作为一种矫正屈光不正的手术方法,在保留晶状体的基础上将晶体放置在巩膜和晶状体之间,具有可逆、保留调节力等优势,如图 1-7 所示。该手术在矫正高度近视方面体现了其优越性,对于角膜薄,高度及超高度近视,不适合做角膜屈光手术,但前房深度大于 2.9 mm 的患者,可以考虑选择眼内镜手术。ICL 晶体植入术特点如下：

①不需要切削角膜组织。

②ICL 植入眼内后也可以取出或者更换。

③矫正后可达到较好的视觉质量。

④针对个人特点制订个性化的手术方案。

⑤若 ICL 晶体与自身晶体摩擦,可能引起白内障。

⑥若晶体高拱容易眼压过高,导致青光眼。

⑦若出现晶体偏移,需要进行二次手术复位。

⑧晶体寿命官方称是永久性,目前无临床数据支撑。

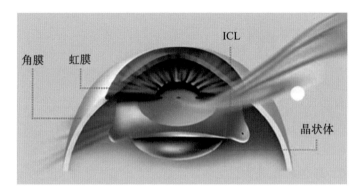

图 1-7　ICL 晶体植入术

1.2.4　屈光手术设备

1.飞秒激光设备

(1)德国蔡司 VisuMax 全飞秒激光。

(2)德国鹰视 FS200 飞秒激光(鹰视飞秒)。

(3)美国 Intralase iFS150 飞秒激光。

(4)瑞士达芬奇 LDV 飞秒激光(达芬奇飞秒)。

2.准分子激光设备

(1)德国 AMARIS 全准分子激光。

(2)德国鹰视 EX500 准分子激光。

(3)美国威视 STAR S4 IR 准分子激光。

(4)美国博士伦 B&L TECHNOLAS 217Z 准分子激光。

(5)日本尼德克 NIDEK EC5000 CX Ⅱ 准分子激光。

(6)德国蔡司 MEL-80、MEL-90 准分子激光。

1.2.5 屈光手术前检查

1.术前检查的必查项

角膜屈光手术检查中的必查项包括：

(1)裸眼远、近视力。

(2)主、客观验光(睫状肌麻痹验光)。

(3)最佳矫正视力。

(4)眼位。

(5)主视眼。

(6)外眼检查。

(7)裂隙灯眼前节检查。

(8)后极及周边眼底检查。

(9)眼压测量。

(10)角膜厚度测量。

(11)角膜地形图检查。

(12)角膜前、后表面形态及眼前节测量分析。

2.术前检查的可选检查项目

如具备条件,宜做下列检查：

(1)对比敏感度及眩光检查。

(2)角膜内皮检查。

(3)波前像差检查(波前引导手术)。

(4)角膜生物力学测量。

(5)眼轴测量。

(6)泪液功能检查。

(7)瞳孔直径测量,包括暗光下瞳孔直径。

(8)眼集合及眼调节幅度检查。

(9)光学相干断层扫描(OCT)眼前节检查及眼底检查。

(10)老视检查(大于 40 岁者)。

1.2.6　患教角度详说检查

第一步:询问病史。医生需要询问以下病史:屈光不正及矫正史、眼部手术史、眼部病史、全身病史及家族史、药物史、药物不良反应及过敏史,职业、生活及用眼习惯等社会学资料,进行心理状况初步评估,询问停戴角膜接触镜时间。

第二步:初步筛查(必查项)。医生需要了解眼部情况,初步排除不易进行手术的眼部常见疾患,具体如表 1-2 所示。

表 1-2　　　　　　　　　术前初步筛查项目表

检查项目	检查仪器	检查目的
远视力 (裸眼/戴镜视力)	视力表	双眼视力是否正常。如异常,是否有其他疾病。作为手术后视力对比数据依据
近视力		
眼位	笔灯	排除患者明显的斜视,否则影响激光扫描定中心
外眼检查	无	排除结膜炎、角膜病变、青光眼、眼底病变等可能影响手术效果或不宜进行屈光手术的眼部常见疾病,减少并发症的发生
裂隙灯显微镜检查	裂隙灯显微镜	
眼底检查	检眼镜	
眼压检查	眼压计	

第三步:完善术前检查项目(必查项),为手术做准备。选择手术方式,设计手术参数,如表 1-3 所示。

表 1-3　　　　　　　　术前必查项目表

检查项目	检查仪器	检查目的
客观验光	电脑验光仪、检影镜	确定屈光度数,用来为设计手术方式和手术方案做准备
主观验光	综合验光仪	
散瞳验光	电脑验光仪、检影镜、综合验光仪	
最佳矫正视力	视力表	用于预估术后视力。作为手术前后视力对比的参考数据
主视眼	无工具或主视眼测试卡	此项检查主要用于医生进行手术方案设计。检查对 40 岁以上的术前患者尤其重要。尤其老视人群,主视眼看远,非主视眼看近
角膜曲率检查	角膜地形图仪器(pentacam)、角膜高度图仪器(orbscan)	排除圆锥角膜和术后角膜扩张的可能,评估是否需要角膜地形图引导的个性化手术圆锥筛选标准:中央屈光力大于 46.5;角膜下方-角膜上方值(I-S 值)大于 1.26;双眼屈光力相差 1 D
可检测角膜前、后表面形态功能的角膜地形图或眼前节分析系统		
瞳孔直径		设计光区切削大小
角膜白到白直径(SMILE、LASIK、半飞)		设计负压环或角膜刀大小

续表

检查项目	检查仪器	检查目的
超声波测量角膜厚度	A 超角膜测厚仪	排除角膜太薄不宜手术的患者,预估术后角膜厚度,低于专家共识推荐值的患者慎重选择手术方式 PRK/LASEK:剩余角膜基质厚度≥350 μm LASIK(包括半飞秒手术):剩余角膜基质厚度≥300 μm 或术后全角膜厚度≥400 μm SMILE:剩余角膜基质厚度≥280 μm

第四步:若有条件,建议行以下检查(可查项目),如表 1-4 所示。

表 1-4　　　　　　　　术前可选检查项目表

检查项目	检查仪器	检查目的
眼轴	光学生物测量仪（IOL-Master）	了解屈光不正的性质
泪液功能检查	试纸、荧光素	了解干眼症状。如果术前干眼症状较严重,需要进行术前治疗干眼
波前像差	波前像差仪（WASCA）	了解术前视觉质量,评估是否需要像差引导的个性化手术
对比敏感度	对比敏感度检测仪	
视觉质量分析	视觉分析仪	
角膜内皮检查	角膜内皮镜	了解角膜内皮情况,排除角膜内皮疾病
角膜生物力学测量	角膜生物力学测量仪	评估角膜张力

续表

检查项目	检查仪器	检查目的
眼前节检查	光极干断层扫描仪	了解角膜层间的情况
调节功能检查	综合验光仪等	评估术前看近功能,是否需要术前视觉训练,作为设计手术"度数"的参考,尤其是 40 岁以上的患者

1.2.7 角膜屈光手术

角膜是人体最敏感的区域,有丰富的神经末梢。角膜上皮有三种感觉:冷热觉、痛觉和触觉(压觉)。触觉和痛觉在角膜中央最敏感。在裂隙灯下,可能看到角膜神经,其结构与周围神经相似。角膜屈光手术较为复杂,术前准备流程如图 1-8 所示。

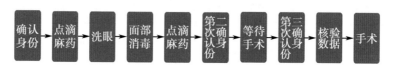

图 1-8 角膜屈光手术术前准备流程

1.屈光手术麻醉常用药

盐酸奥布卡因滴眼液为苯甲酸酯类局部麻醉药,通过阻断作用位点附近的感觉神经末梢神经冲动的传播和传导而发挥局部麻醉作用。药物滴眼 1 滴后麻醉效果显效平均时间为 16 秒,麻醉时间平均为 13 分 51 秒。因角膜本身无血管,富含神经末梢,故滴眼后能最大限度地发挥药效,保证手术的顺利进行。手术前 2～5 分钟,术眼结膜囊滴入无菌麻醉剂 2～3 次,每次 1 滴。

2.术中配合要点

(1)要求术前注视训练 30 秒左右,训练卡如图 1-9 所示,尤其

22

是 SMILE 手术,因为 SMILE 手术与准分子手术不同,激光扫描时是接触角膜的,移动会造成失吸率增高。

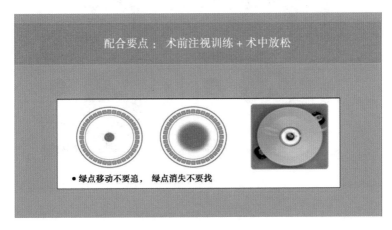

图 1-9　术前注视训练卡

(2)术中注视绿灯。不论准分子手术还是 SMILE 手术,都以绿灯为注视点。

(3)激光扫描过程中看不清绿灯或灯消失,不要紧张,这是正常现象,不要寻找。准分子激光手术全程可见绿灯,需一直注视绿灯。SMILE 手术激光扫描透镜阶段有(23±2)秒,有绿灯,但在激光扫描前 10 秒可见;之后 13 秒左右不可见;透镜分离阶段全程无绿灯,也不可见,要求注视正前方保持眼位不动。

(4)尽量避免眨眼、眼球转动、头或身体移动,否则容易导致失吸率增高。全飞秒手术头位配合如图 1-10 所示。

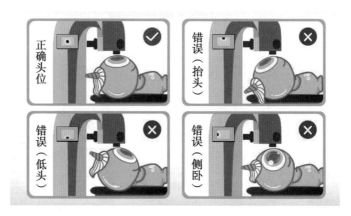

图 1-10 全飞秒手术头位配合

(5)均匀呼吸,避免呼吸急促或深呼吸,否则会引起身体头部移动,眼位偏移,导致扫描中心偏位。

3.术后复查项目

术后复查项目包括:

①视力检查。

②电脑验光。

③非接触眼压。

④裂隙灯检查。

⑤光学生物测量仪检查。

⑥角膜地形图检查。

⑦散瞳眼底检查。

⑧A 超角膜测厚。

4.术后复查时间

术后检查项目由手术医生根据患者术前情况确定。术后 1 日复查通常检查第①②④项,术后 3 日通常检查第②④项,术后 1 周和术后 1 个月复查第①②③④项,术后 3 个月以上可参考复查第

①②③④⑤⑥⑦项,第 8 项为必要时加查项目。

5.术后用药

术后药物的使用情况(供参考)如表 1-5 所示。

表 1-5　　　　　　　　术后药物的使用情况

药　物	作　　用	使用时间		
		PRK	LASIK	SMILE
抗生素	预防感染性炎症	1 个月	1 个月	1 个月
激素	预防非感染性炎症或不明原因的层间混浊	3 个月	1 个月	1 个月
人工泪液	缓解干眼症状	1 个月或更长(根据症状)		
降眼压药	用于术后轻微欠矫或眼压较高者	根据患者情况,非常规用药		

1.2.8　屈光手术注意事项

1.术前注意事项

(1)隐形眼镜:戴角膜接触镜的患者,需停戴接触镜至角膜无水肿、屈光状态和角膜地形图稳定后方可接受手术。

术前软性球镜宜停戴 2 周以上,软性散光镜及硬镜(RGP)停戴 1 个月以上,角膜塑形镜(OK 镜)停戴 3 个月以上。

(2)滴眼药水:手术前根据医嘱应用抗生素眼药水 3 天,每天 4 次。如果是第二天手术,就要根据医生医嘱增加滴抗生素眼药水的次数。

(3)洗头、洗脸、洗澡:手术前一天要洗头、洗脸、洗澡。

(4)衣服:手术当天最好就穿宽松的衣服,尤其不要穿裙子、领口较紧的套头衫,不要穿连帽衫。

(5)化妆:当天不化妆,不使用面部护肤品,不使用香水,香水的气味会影响激光甚至影响手术。

(6)生病:术前如果有感冒、发烧或其他身体不适,一定要提前和医生讲。如果症状轻微,不影响手术;如果症状严重,可能需要改期手术。

(7)月经、怀孕、哺乳:女性朋友应尽量避开月经期进行手术,怀孕、哺乳早期不建议手术。

(8)其他情况:如果有条件,最好安排一位亲友陪同到医院手术,以便于术后护送回家。

2.术中注意事项

(1)眨眼睛:手术过程中,眼皮由固定器撑开,无须担心眨眼问题。只要眼睛不做大幅度转动,按照手术医生指示即可。

(2)睁大眼睛:手术放松,不用紧张,听从医生的安排。手术过程中要睁大眼睛,不要随便转动眼睛。如果担心手术中配合不好,可在术前做一些注视练习。

(3)手莫动:手术中会有铺巾盖住面部,仅暴露手术眼周围的区域。铺巾主要是为了保持手术区域的无菌状态。铺巾属于消毒无菌物品,不要用手触碰。手术中,双手可以放在身体两侧或者胸前,不触碰无菌手术铺巾或面部无菌区。如有不适,可告知工作人员,不随意乱动。

(4)上下手术台:手术前后会有护士搀扶上下手术台。在手术台上,要听从医生、护士指示,尤其是手术完成后,请勿擅自起身,以免撞到机器,造成误伤。

3.术后注意事项

(1)透明眼罩:全飞秒手术后不必须戴眼罩。半飞秒手术后,需佩戴一个透明眼罩,术后当天要一直佩戴,包括睡觉,第二天复诊时由医生处理。

SMART 手术后需要戴绷带镜(类似隐形眼镜),术后 3 天复查时由医生处理。

（2）眼睛有红血丝：有些人在术后可能发现白眼球变红，这可能是术后出现结膜下出血，是术后的正常现象，其轻重程度和时间长短因人而异。结膜下出血一般 5～7 天即可自然吸收消散，不会影响视力，不必担忧。

（3）流泪、畏光、眼内异物感：手术后的几个小时内，可能会出现流泪、畏光、眼内异物感等症状。

全飞秒、半飞秒术后不适感几小时内可缓解，SMART 准分子手术不适感 2～3 天内缓解。如果有流眼泪症状，要等泪水流到脸上再在脸上擦拭，千万不要用纸巾或毛巾直接接触眼部。同时应尽量闭眼休息，不要转动眼球和揉眼。

（4）洗脸、洗头、化妆：术后需要按医嘱用药，避免眼睛外伤，防止异物、脏水进入眼内。术后是可以洗脸、洗头的，但要注意避免将水溅入眼内。术后 1 个月内禁止化妆，尤其不能化眼妆。

（5）玩电子产品：术后仍需要注意用眼卫生，不要用眼过于疲劳。有部分患者术后早期暗光下和近距离视觉质量不理想，可以选择在光线较好的房间看书和看电脑。不要连续看电脑、手机和电视时间太久，不要玩电子游戏。

（6）眩光、光晕：部分人术后会出现眩光、光晕等症状，这是术后早期正常现象，在 2～4 周内就会自行好转，不必担心。

（7）运动：手术几天后就可以参加一般的体育活动，包括跑步、瑜伽和使用一般的健身器械进行锻炼。术后 1 个月内不要游泳、剧烈运动，参加篮球、足球等对抗性运动时应避免碰到眼睛。

（8）烟酒：术后两周要忌烟酒。

【延伸阅读】
眼见为实，改变人类视力的那道光

激光被称为"最快的刀""最准的尺""最亮的光"，是20世纪以来继核能、电脑、半导体之后，人类的又一重大发明。激光的英文全名为"light amplification by stimulated emission of radiation"，意思是"通过受激辐射光扩大"，完全表达了制造激光的主要过程。激光的原理早在1916年就被著名的犹太裔物理学家爱因斯坦发现。原子受激辐射的光，故名"激光"。原子中的电子吸收能量后从低能级跃迁到高能级，再从高能级回落到低能级的时候，所释放的能量以光子的形式放出。被引诱（激发）出来的光子束（激光），其中的光子光学特性高度一致。因此，激光相比普通光源单色性、方向性好，亮度更高。激光应用很广泛，除了有激光打标、激光焊接、激光切割、光纤通信、激光测距、激光雷达、激光武器、激光唱片，还有医学激光矫视、激光美容、激光扫描等。也就是说，激光在自然界中原本不存在，是为人类提供帮助的特殊"人造"光。

50多年来，激光技术与应用发展迅猛，激光治疗可以做到精准切割要切削的位置，而对周围组织没有损伤，没有毒副作用。目前，激光临床应用眼科领域包括近视矫正、视网膜修补、分子级微创手术等。在以近视为主的激光角膜屈光手术领域通常应用两种激光，即准分子激光和飞秒激光，两种都是人眼不可见、没有温度的"冷激光"。

准分子激光：早在1982年，美国哥伦比亚大学的仇克（Trokel）教授就开始了准分子激光消融角膜组织治疗屈光不正的探索性研究。近40年来，准分子激光的技术进步是我们角膜屈光手术不断发展优化的一股重要力量。简单来说，就是高压电使稳定的惰性气体原子到达激发状态，与卤素原子短暂结合形成"准分子"激光。准分子的英文名excimer是由excited和dimer组成的合成词,意思是"被激发的二聚体"。准分子激光由氟与氩受激而成,处于紫外光谱。此种高能量的激光通过直接的光化学作用使细胞的分子键断裂,包括吸收、断键和切削等过程,因此也称"光切削"或"光消融"。波长为 193 nm 的准分子激光具有足够的能量使组织内分子键形成微小碎片并挥发,而被切削后的角膜组织表面光滑、透明。其特点:①精准:精度 0.25 μm,可以做到精准切割,在激光手术中常常用来制作"度数";②冷激光:对周围角膜组织无损伤,不会"烧伤"周围组织;③脆弱:激光发出后易受周围气味影响,易受灰尘及组织碎屑阻挡,哪怕阻挡物完全透明,仍然无法穿越。1985 年,赛乐尔(Seiler)教授在德国柏林率先将 193 nm 的准分子激光用于眼科临床,研究发现紫外波段的激光作用于角膜上时,几乎全部被浅层角膜吸收,使局部的细胞组织汽化分解,从而达到了用光消融角膜组织的目的,但对周围组织并不产生影响,准分子激光的这种现象就被称为"光化学作用"。在此之后,准分子激光的性能在眼科需求和产业研发推动下不断发展,一大特征就是激光扫描频率越来越快,最高已经能够实现每秒钟发射超过 1000 个激光脉冲(1050 Hz)。与之相匹配,准分子激光机就需要配备高速眼球主动跟踪功能,提升组织消融的精准程度。另外,为了使角膜组织的消融效果更加精细,激光光斑也越来越小。2015 年,新一代准分子激光设备又优化了激光脉冲的空间分布,使消融后的角膜表面更加光滑,这些技术进步都有助于近视手术的效果和术后恢复结局。准分子激光手术前,眼科医生还能通过多种辅助检查设备,为屈光不正患者定制更合理的手术切削模式,这时近视手术常常针对的是眼睛现存的视觉质量问题如眩光,改善视功能,就像量体裁衣,通常被称为"个性化手术"。准分子激光可以在头发上进行精细的消融,却几乎不导致损伤。

　　飞秒激光是一种近红外激光,是一种脉冲宽度为飞秒量级的近红外激光。飞秒为时间单位。应用原理是利用脉冲宽度较小的光脉冲能量获得极高的峰值功率以及具有极强聚焦能力,可以在角膜内任何深度完成精确到 0.1 mm 的精细切割。临床的飞秒激光波长为 1043~1053 nm,穿透能力强。1995 年,飞秒激光开始被用于软组织的切割。2001 年,第一台商用飞秒激光机应用于屈光不正矫正手术中制作角膜板层瓣,即飞秒激光辅助下的准分子激光角膜原位磨镶术(FS-LASIK)。其特点:①穿越:飞秒激光可以穿过透明组织实现"隔山打牛"的效果而对穿越的组织无影响;②准确:精确到 0.1 mm 的精细切割。飞秒激光主要用于切割组织,通常在屈光手术中制作角膜瓣。

随着飞秒激光的应用,出现了全飞秒概念。全飞秒指的是一个近视激光手术(SMILE 手术),整个手术过程主要应用飞秒激光来完成,根据患者屈光度制作相应的角膜基质透镜。SMILE 手术是多种角膜屈光手术设计理念的结合,也是现代科技发展的重要结晶,它的出现标志着角膜屈光手术"微创"时代的到来。全飞秒手术时采用弧形角膜镜固定眼球,激光束可以精确聚焦于角膜不同深度进行层间弧形分离,实现 3D 立体切削来制作透镜,并通过微小切口直接取出,不再制作角膜瓣。这避免了一系列因制作角膜瓣引起的手术并发症,同时也避免了手术后因外伤等引起的角膜瓣移位及生物力学稳定性受影响等术后安全隐患,使其安全性大大提高。飞秒激光穿越透明角膜组织进行扫描及透镜成型代替准分子激光的切削,使手术的精确性和可预测性明显提高,术后干眼症状比半飞和 PRK 明显减少、减轻。

激光技术的问世不仅推动了新技术发展,而且使更多有需求的屈光不正患者获得了多元化的手术设计、良好的裸眼视力、舒适的生活,使生活和工作更方便,增加了就业机会。矫正屈光不正的范围较广,受众人群与以往也有变化。以往拟进行激光角膜屈光手术的患者最担心的就是手术能否达到预期矫正和手术安全问题。现在更关心术式的选择、视觉质量,特别是夜间视力、近距离阅读以及一旦再出现近视是否可以再次激光的问题。

近些年近视眼的发病率在我国乃至世界都是很高的。据统计,全世界近视眼的发病率逐年提高,不仅大城市,乡村孩子近视发生也越来越低龄化和普遍化。我国近视总人数已超过 4.5 亿,病理性近视人数超过 1000 万。近年来,儿童青少年总体近视发病形势越来越严峻。2018 年的统计显示,全国儿童青少年总体近视率为 53.6%,其中 6 岁儿童为 14.5%,小学生为 36%,初中生为 71.6%,高中生为 81%。

近视眼的发病率之高,部分为遗传因素导致,此外还有其他多方面原因。如近年来,随着电子产品的普及,人们近距离用眼工作越来越多,用眼时间越来越长,不注意用眼卫生以及户外活动少等。部分高度近视有一定的遗传因素,研究表明,同等条件下,与父母都不近视的孩子相比较,父母单方近视的孩子发生近视的概率是其 2.1 倍,父母双方都近视的孩子,发生近视的概率就增长到了 4.9 倍。另外,人们对眼健康关注度提高,儿童期经常检查视力,近视眼的筛查率便提高了。近视眼远视力不好,丢掉眼镜的辅助生活受到严重影响,视野范围也变得狭小,戴眼镜不方便,更重要的是随着近视度数的增加,成年后的很多职业受到限制,还有伴随近视度数的增加,眼底和黄斑的并发症比例会增加,严重的可以导致失明。所以,近视防治要从小做起。我们鼓励学校、家长要及早关注孩子的眼健康情况,定期给孩子检查眼睛,正确进行医学验光、低龄化干预和治疗,将近视发生率降低,发展速度变慢。

眼睛是心灵的"窗户",透过眼睛我们看到美丽清晰的世界,而近视却让我们心灵的"窗户"变得模糊,不再清晰。激光近视手术在我国有 30 多年临床应用实践,通过激光准确而个性化的治疗,使很多人获得了良好的视觉效果和裸眼视力。激光近视手术给人类带来了福音,让人们看得清晰,生活更舒适,工作更加便利。

附:近视激光手术方式和如何选择手术。

(1)激光手术方式:以近视为主的角膜激光屈光手术的部位是眼睛角膜。从手术位置特点区别,分为表层和基质层两大类。表层准分子激光手术包括原始的 PRK,随后改良的 LASEK、Epi-LASIK 和最新的 Trans-PRK4 种,是在角膜表面上皮下层和基质表面之间的准分子激光切削,不需要制作角膜瓣或者角膜帽,也被称为"无痕手术"。手术操作相对简单,角膜并发症极少,术后视觉质量好。由于上皮愈合时间至少 72 小时,术后眼疼明显,视力恢复慢,激素应用时间长,少数患者出现角膜上皮下雾状混浊(haze),适应证受到限制。全激光 Trans-PRK 是目前表层手术中最先进的类型,不良反应少,眼部不适感轻微,是目前主流的表层手术,低度近视、眼部容易外伤工种、非青光眼家族、不易失访者可以优先考虑。此外,对于二次激光补矫、角膜移植、白内障、有晶状体眼内晶体植入、翼状胬肉术后等散光,表层手术更为安全有效。

角膜基质层激光手术包括最早带有角膜瓣的 LASIK、以后的 FS-LASIK 和最新的没有角膜瓣的 SMILE 手术。由于飞秒激光逐步替代了微角膜刀的应用,LASIK 目前越来越少,被 FS-LASIK 逐步替代。飞秒激光制作角膜瓣更为精准、安全。这类手术疗效特点:视力恢复快,眼部疼痛轻微,屈光度范围广,激素应用时间短,特别是具有个性化设计,适合绝大多数患者。SMILE 手术主要应用飞秒激光完成,根据患者屈光度制作相应的角膜基质透镜,也称"角膜微创手术"。其具备了以上表层手术和角膜瓣手术的优点,微创、不痛,术后视力恢复快,屈光状态稳定,激素应用时间短,手术安全性、可预测性和患者舒适性大大提高。

因此,表层全激光 Trans-PRK、板层带角膜瓣的半飞秒 FS-LASIK

和不带角膜瓣的全飞秒 SMILE 三类手术成为主流,各有特点,互相补充,使更多的患者获得最佳的手术方式和最好的手术效果。

(2)手术方式选择:术前严格把握手术的适应证是决定手术成功的基础,目前主要有以下情况作为角膜术式的首选:①角膜厚度与屈光度相匹配。术前角膜厚度大于等于 450 μm,激光治疗后角膜基质厚度大于等于 280 μm,且不小于术前全角膜厚度的 1/2。②角膜曲率与规定范围相适宜。术前中央角膜曲率最高点 48.0 D 以内,要筛选出圆锥角膜和可疑圆锥角膜患者,术后角膜变薄可以加速圆锥角膜的发生。③屈光度数在 −10.0 D 以内。特别考虑角膜承受力和生物力学的限制和表层激光后的特殊细胞激活反应,建议表层手术低于 −6.0 D,基质层手术低于 −10.0 D。近视度数偏高、长期从事室外工作、青光眼家族史、可控制的青光眼、先天性白内障或者术后容易失访者首选角膜基质的 LASIK、SMILE 手术,而非表层激光手术,以免表层手术后激素应用时间长而出现激素性并发症,加剧原发疾病的进展。总之,各种类型的手术有各自的特点,我们要严格掌握适应证,个性化选择术式,术后正确指导用药,严格控制并发症,才能使患者获得最好的治疗效果。

(李莹)

1.3 树立值得信任的品牌

屈光手术技术完整的产品体系＝品牌＋有型产品＋就诊体验。

当今,同质化竞争越发激烈,我们必须不停奔跑,才能留在原地。品牌静默无声,却争夺着消费者的"心智",影响着消费者的选择。从眼科医院的角度,品牌是资产,品牌也是产品。来到医院的客户选择的是品牌,体验的是产品(手术),购买的是完整的产品体系。

屈光中心的品牌运营方式与其他医疗领域有所不同,客户在决定手术前往往会通过多种渠道查询医院、手术、主刀医生的相关信息,并进行多角度比较,最终才会选择2～3家医院进行电话咨询或到院现场咨询。而那些能够第一时间进入客户眼睛的备选医院,大多源自品牌的力量。

医疗体系能够赢得品牌认知的根源是赢得了客户对医疗安全的高度信任。眼科医院如何获得客户信任?从医疗的角度是医疗安全,从品牌的角度需要对医院品牌、医生品牌、技术品牌进行多角度建设。

1.3.1 通过权威的体系获得信任

1.权威专家

邀请眼科领域专家或者手术医生通过图文、视频讲解手术相关的科普知识,并在医院门诊、公众号、网站、报刊等渠道进行报道。

2.权威授权

通过权威机构或者组织颁发的奖杯、证书、认证来表明品牌所获得的资质或能力水平。比如,在医院显著位置摆放"医生手术认证证书""手术质量贡献奖杯"以及参加国际、国内学术会议发言或者授奖的照片。

3.权威媒体

利用权威媒体在人们心目中的优势地位和势能,证实医院专家和手术品牌实力。比如在当地权威健康类节目中讲解手术相关内容。

4.权威书籍

手术医生出版专业相关书籍或者把屈光手术的优良结果在行业权威出版物中刊登。

1.3.2　通过新媒体持续巩固信任

1.公益事件

公益行动是塑造品牌公信力的绝佳机会。医院可以定期开展公益活动进行推广,并将良好的术后效果持续跟踪报道,从而起到建立和巩固公信力的作用。做到"线下有活动,线上有报道"。

2.领先地位

屈光医院常常与合作机构达成临床合作共识,并在医院显著位置悬挂"全国首套"或者"区域首台"等标志来展示在行业内的领先地位。

3.患者感言

医院工作人员常常借助自媒体发布患者手术前后对比照片、术中感受介绍和术后感言,甚至录制成视频小故事,讲述检查以及手术的过程。这样可以让观看者直观感受手术的便捷、安全以及优秀的术后结果。

4.品牌形象

良好的品牌形象就像职场中得体的着装,有助于建立品牌好感和信任感。品牌形象是客户能感受到的品牌视觉展示。比如品牌的标志、吉祥物、工作人员形象、官网视觉、产品包装等。

互联网自媒体新时代,屈光医院运营成也品牌,败也品牌。

屈光中心成交最大的成本是信任。对于医生来说,要想获得信任,除了技术过硬,还要付出爱心和耐心。无数满意而归的客人、良好的医患沟通体验成就了医生品牌。

1.3.3 建设医生个人品牌

1.医生品牌建设共赢共生

随着城市化进程推进,交通高速发展,大量患者涌向远方城市的三甲大医院就诊,大批如"北京协和"等优秀公立医院品牌不断涌现,人满为患的"大医院"将医院品牌深深植入社会大众的心中。

身处大三甲医院的医生面临繁重的诊疗、晋级及教学工作而鲜少有时间顾及医生个人品牌的建设和维护。此时医生品牌依附于医院品牌,品牌优势更多地停留在必须治疗的刚需医疗领域。屈光手术属于改善生活品质、非刚需的选择型诊疗。这种治疗方式更加依赖医务工作人员通过耐心地讲解、沟通,提升患者的健康意识,让患者清楚屈光手术优势,理解手术原理,明确手术的安全性。因此,患教水平以及教育服务品质就直接影响着医院的发展速度。

随着民营眼科医院蓬勃发展,中国医疗从计划经济模式向市场经济模式转换。新的形势再次对医生打造个人品牌能力提出了新的要求。在传统媒体时代,只有少数医生有机会在传统媒体上通过屈光科普讲解树立医生个人品牌。进入新媒体互联网时代后,医生的品牌意识逐渐觉醒,也出现了更多的品牌医生。

移动互联网时代赋予普通医生特别是年轻医生更多建立独特个人品牌的机会。年轻医生是移动互联网的"原住民",比年资深厚的老医生更懂得移动互联网传播属性,更善于应用移动互联网技术推动个人品牌树立。所以,在屈光医疗领域涌现出大量"自带流量"的年轻品牌医生。许多年轻医生在短短数年就可以树立起很好的医生品牌,门诊量及手术量不逊色于上级医生,甚至成为科室带头人。

　　医生是整个诊疗体系中获得患者信任的重要主体。这就要求眼科医生在提升自身服务意识的同时,懂得如何通过多种渠道有意识地打造个人品牌。在屈光消费群体中逐渐壮大的中产人群更加重视"品牌",讲究"品质"。他们的生活有品质,而且也相信品质服务。所以,当代屈光领域需要有"品牌"的医生和有"品质"的服务。

　　2.如何打造有品质的医生品牌

　　打造有品质的医生品牌需要明确优势,先要分析自己现有的资源、潜力和能力。每个人都有自己的优势,但作为医生,找准定位就是要知道自己想要影响谁以及影响他们的程度。医生不会影响所有人,影响的一定是可以被他影响的人。比如,钟南山医生主打权威,发布关键信息;张文宏医生主打亲民,可以解读权威信息,擅长把难懂的医学知识"翻译"成大众听得懂、可执行、可操作的知识。两位医生同样出名,定位不同就会影响不同的人,不同的大众对两位医生的评价也就不同。所以,作为医生,首先要明确自己有什么,再根据当地人群的特点想想人们更在乎什么。

　　(1)医生技术优势合理表达:新一代的屈光患者关注的医生信息与医生自己认为重要的信息存在差别。有时,屈光医院以为聘请了工作 30 年以上的知名医生就一定会铸造好品牌。而事实却是年轻一代的近视患者认为"老医生"太古板,思想保守,缺乏亲和力。所以,年轻医生如果能在苦练技能的同时合理表达个人优势,利用互联网、自媒体很好地展示自己,也非常有机会。

　　年轻医生可以把既往进修学习的经历、多种认证证书、参与的公益项目以及工作中的特殊案例真实合理地进行展示以赢得患者的信任和认可。医生可以用 3~6 个月的时间,写出几篇像样的科普文章,创建自己的微博、微信公众号、微信群,或者是跟一些本地化属性强的互联网媒体机构合作进行发送。还可以在知名的问诊平台回答问题进行互动,从而起到展示和宣传的作用。

(2)医生品牌形象树立:先讲讲诊所医生着装。很多医生不太重视诊疗形象,认为医生获得信任凭借的是精湛的医疗技术水平,没必要为了取悦患者用心打扮。而实际上,不同的着装传递着不同的服务品质。

另外,医生的行为规范对医生品牌形象的树立也有重要影响。医院工作人员的行为着装规范详见"5.5　工作人员服务规范"。

3.建立医生品牌的内部认知

打造医生技术品牌的首要任务是医院内部的品牌建设。相比"素不相识"的外部客户,医院内部的同事们更容易深入了解,建立信任关系。对内"患教"的关键是持续、广泛、分享和激励,具体可以从以下几个方面展开。

(1)展示板:制作固定或可移动的展示板,展示新设备,同时展示手术医生的技术背景、手术成果。特别是积累医院工作人员接受手术后的好故事、好照片,并及时通过多渠道展示。

(2)动态视频:制作动态视频介绍科普知识,录制患者术后感言,可以加入医生参与国内国际会议交流、学习、分享的图片。视频展示核心内容和技巧详见"5.3　屈光中心视频展示规范"。

(3)自媒体推动:多数公立综合医院对科室墙面展示有严格的统一规定,不允许"随意"展示内容。那么,可以带动科室工作人员利用自媒体工具展示手术成果。自媒体展示关键在于持续和多角度。比如:①在微信朋友圈或小视频展示火爆就诊场面;②展示"特殊"职业、对视觉有特殊要求或高度用眼工作人员接受手术,包括空乘人员、军人、警察、舞蹈演员、运动员、画家、设计师、航海人员、航空人员、作家等;③展示特殊眼部条件患者杰出的术后效果,比如高度近视、高度散光等;④可以记录接受手术的医护人员走出手术间放松、自如的微笑表情;⑤展示术后第一天患者复查的优秀结果和感言。

4.建立医生品牌的对外宣传

医生品牌的对外宣传往往通过官网、官方双微(微博、微信)、手术直播互动平台、传统媒体科普宣传等方式。

(1)官网:官网是潜在顾客主动获取医院及手术信息时的线上第一媒体,可以从3个角度评价官网的推广水平。第一,是否准确传达品牌核心信息。第二,是否界面设计人性化,用户体验好,让潜在患者点击三次便能找到关键信息。第三,是否能及时更新信息,内容不陈旧。

(2)官方双微(微博、微信):微博、微信是医院自媒体阵营的两大阵地。但对于大部分公立医院来说,双微运营既尴尬又艰难。一方面,医院投入人力物力建设维护双微,短期内不会带来直接利润,投入产出不平衡。不建立双微却万万不可以,潜在客户无法查询双微将对医院的信任大打折扣。当出现突发的负面信息时,也没有官方权威的澄清渠道。另一方面,医院也很希望把双微做好,却苦于没有医疗和自媒体多角度经验丰富的专业人士。特别是屈光领域双微面对中青年人群,对内容生产力和趣味性结合的要求更高。双微的作用包括3个方面:

①积累粉丝:粉丝经济时代,粉丝就是客户和潜在客户。

②控制舆情:所有官方微博、微信的正面内容都需要及时给予感谢,负面内容必须及时回复处理并及时正面引导、赔礼道歉。

③传播引流:品牌传播需要有人物,有故事。

大多数屈光潜在患者及家属除了透过图文查询信息,更愿意与活生生的线上客服咨询相关信息。企业的微信客服号就是让冰冷、被动的单项查询变得有温度。如果医院可以把受众和客户引导到客服微信上,便可以随时提供咨询,维护客情关系。更深远的是,这样可以掌握精准优质客户群,让好口碑延续,吸引更多有手术想法的客户得到及时有效的服务。

（3）手术直播互动平台：开通直播互动平台，在线与潜在客户互动，解答眼科方面的困扰，可以提升好感度与信任值。直播同步微博平台，可大幅增加品牌曝光量。

（4）传统媒体科普宣传："百度知道"可以通过品牌相关词和品类相关词等多角度查找所在医院、手术、品牌的相关内容，要及时留意负面信息和内容并及时回复和跟进，避免负面信息长久停留无人问津。"百度知道"中的不利信息可以有，但不能没有正面回应。在"豆瓣"小组发帖可以植入品牌名，也可以放入官网或店铺链接。"豆瓣"权重高，帖子容易被"百度"搜索抓取，还能提高官网或店铺搜索引擎权重。

1.3.4 科室品牌的打造与传播

除了医院品牌和个人品牌，科室品牌的建立也非常重要。通过科室相关话题的搭建、科室科普传播、以科室为单位的直播互动、科室微访谈、科室专家面对面义诊日，建立免费的咨询服务入口，帮助科室吸引更多咨询和到诊。

品牌医院和品牌医生之间的关系是既各自独立，又相互依靠，医院和医生的品牌是可以相互成就的。移动互联网是一个很好的品牌建设工具，可以帮助我们浓缩时间和空间，提高品牌建设的效率。但是，对于品牌建设来讲，最重要的并不是移动互联网，而是时间和耐心。品牌搭建没有捷径，不会一夜暴红。简单的事情重复做，重复的事情坚持做，团队辅助和运营技巧支持才有可能做成。口碑和信任是一点点累积起来的，坚持就会有收获。

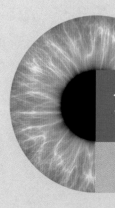

第二篇 理念篇

第 2 章
团队学习力——最好的"逆袭"武器

2.1 屈光中心目标管理

人才培养最省力的方法是推动中层管理者。人才培训的重点要放在"中间层",把优秀变成卓越。目前,屈光中心管理者培养是把员工放到工作中去锻炼,如果员工做得不错就给他一个管理职务。而在管理岗位的进步全靠摸索,没有针对领导力进行专门培养的内容。从屈光中心长远发展来看,管理层领导力以及目标管理水平对屈光中心发展非常关键。

2.1.1 打造领导力

要想简单高效地打造领导力,要重点把握以下 5 个方面:

1. 制订明确的团队目标

凡是无法衡量的目标都无法实现。如果来到屈光中心询问管理者,屈光团队今年的目标是什么,未来五年的目标是什么,很多管理者会回答要成为行业第一,要成为最优秀的屈光团队,要提高客户满意度。这样的想法作为团队目标,基本无法实现。

制订目标正确的做法应该是让每一位团队成员都可以准确、可量化地描述出目标是什么。

目标制订公式:目标＝任务＋指标。例如,把"新的一年要提高客户满意度",改成"新的一年,把客户投诉率降低50％,把客户的推荐率提高到40％"。在这里,"把客户推荐率提高"是任务,40％是衡量指标。

2.拥有核心工作体系

短期发展看目标,长远发展看体系。细微见精神,成功在系统。核心工作体系是指为了实现目标的系统化流程、方法和程序。管理者要确保所有成员都清楚如下内容:专注于关键目标,贯彻执行核心流程,建立定期汇报机制,设立激励性记分牌。

制订目标后,目标就成了团队的行动方向。确保团队中的每一位小伙伴都清晰目标内容,每次团队例会都要再次强化目标。一年的目标说一年,五年的计划说五年。在实现目标的过程中,要将整体目标拆解成阶段性的小目标。做到责任到人,一人一责。领导者要带领团员进行季度指标回顾分析,并指出实现目标的方法,确保目标在执行中没有"跑偏"。

3.与团队成员有效沟通

打造领导力的另一个重点是在传达团队目标时,要与团队成员进行直白明了的有效沟通,管理者在分配任务时至少说5遍。

第一遍,交代清楚事项。

第二遍,要求团队成员复述。

第三遍,与成员探讨事项目的。

第四遍,预估可能出现的意外情况。

第五遍,要求成员提出个人见解。

这样,团队成员就会对要做什么事,为什么做这件事,做这件事可能会遇到什么突发情况,对不同情况的处理方法以及怎么做可以有更好的效果,有了更深入的理解。

4.对团队成员充分授权

一个人可以做两个人的工作,但却不能成为两个人。团队管理者的精力和时间是有限的,事必躬亲,密切监察,不但影响效率,也无法让团队成员获得成长,还会让团队成员的工作热情减退,消极应对。

最近的一项调查显示,有69％的员工曾由于被过细管理而考虑换工作,其中36％的人付诸了行动。[①]

在最初成为管理者时,很多人犯过类似的错误。对成员做任何事情都不放心,事无巨细总是要千叮咛万嘱咐,时时刻刻要求汇报,担心出现意外。其实,团队成员久居一线,更了解市场,更了解客户,有很多好想法。应该充分相信团队成员,在确定好目标后,尽可能给予最充分的授权和最大的发挥空间。

5.对问题正确反馈

20％的对话将决定80％的效果。管理者对团队成员的工作及时、正确反馈,既是对成员以往工作的肯定,也能为员工将来的工作指明方向。

反馈技巧直接决定了当团队出现问题的时候是把问题进一步扩大化还是简单化。反馈通常有两种,以表扬为主的正面反馈和以指正为主的负面反馈。

第一,负面反馈非常重要。批评往往比赞扬更有力量,对团队行为的改进更有效。第二,负面反馈不适合当众进行。尽量一对一进行,侧重处理事情本身,不评价人的能力。第三,不同对象要区分对待。针对不同性格、年龄的成员,要用不同的反馈方法。第四,注意反馈技巧,如加入自我批评,加入建设性意见。例如,引入

---

① 石鑫:《行动学习实践指南》,清华大学出版社2019年版,第228页。

自我批评时可以说:这种错误很常见,我以前也经常出现这样的错误。引入建设性意见时可以说:下次你可以试试多列一些备选方案,这样一旦出了同样的问题就不会太被动。第五,注意反馈方式的选择,正式非正式相结合。第六,反馈后一段时间可以做个复检。

通常情况下,负面反馈是工作中最棘手的部分。很多管理者认为团队成员"说不得",为了避免情绪反弹,领导者只能避重就轻,但这种反馈的不足在于,无法真正意识到问题,无法及时改正。

2.2 屈光中心工作人员培训体系

2.2.1 屈光中心人才结构

同行业市场中的要素可被复制的时间:价格,30 天;市场活动推广方式,90 天;技术,365 天;渠道,1095 天;文化与人才,2555 天。屈光中心都希望有"绝招",其运营设计框架如图 2-1 所示。

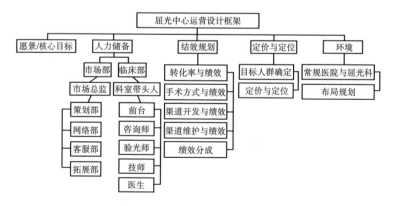

图 2-1 屈光中心运营设计框架

屈光中心基本由医疗团队、市场团队和支持团队 3 个部分组成。

1.医疗团队

(1)护理组:负责接诊和初步分流工作。

(2)咨询师/线下客服组:负责采集信息,陪同检查,同时衔接全流程各部门,辅助讲解和答疑、术前讲解、术后患教讲解。

(3)检查验光组:负责验光检查、术后复查、数据收集。

(4)医生组:负责检查数据综合解读、讲解答疑、手术建议、术前谈话、手术、术后答疑、患教。

2.市场团队

(1)网络部:负责线上运营及设计、线上维护和网络推广。

(2)线上客服部:负责在线咨询答疑、电话咨询答疑、电话回访、活动邀约。

(3)企划部:负责市场调研、信息收集、市场活动规划执行、活动创意设计、品牌推广。

(4)拓展部:负责渠道拓展、项目推进、跨行业拓展。

3.支持团队

支持团队包括财务、人事、保洁等其他职能部门。

建院初期,医院很难配齐所有工作人员,公立医院的人员配置更是难上加难。通常在综合三甲医院眼科仅有医生、技师、护士三类工作人员。有时技师和护士还肩负着进入手术室配合手术的任务。巨大的医疗工作使他们无法再拓展医疗工作之外的服务支持项目。而新开业的单体民营和小公立医院因为品牌不足,面临开业就空的尴尬。由于资金和招聘问题也无法配置太多的人员,单单依靠招募构建整个团队几乎无法实现。

2.2.2　新建屈光中心培训模式

新建屈光医院要做好边实践边总结培养人才的准备。在重点岗位选择 1~2 位有潜质的骨干,在工作实践中不断总结,并定期由医疗组、市场组骨干分享经验,讨论疑难病历,统一解决方案,最终设立统一的诊疗路径和话术方案。每周进行有主题的培训,形成内部培训示范体系。即使团队中有工作经验丰富或来自公立医院的工作人员,也不要放松培训,因为屈光中心是商业化程度比较高的一个医疗专科,除了要求工作人员有扎实的专业基本功底,还要有良好的服务意识和沟通技巧,而这些都要通过不断培训,在反复刻意训练中得到提升。

1. 准备度

屈光中心应准备统一的常见医疗问题参考答复文本,并每个季度归纳总结,不断更新内容。开展手术初期选拔咨询骨干,协同医生、技师每周对疑难问题进行讨论,与屈光中心的所有工作人员包括市场部、支持部门的答复保持原则一致。要求咨询骨干具有医学背景,最好有眼科相关工作经历。

2. 熟练度

很多新招聘的咨询师是医疗行业转行的网电、市场、客服、护士等行业内人士,对于他们的培训,除了眼科知识的储备外,还应定期进行角色演练的刻意练习,确保在咨询过程中高效、准确地找到客人的核心顾虑,并能迅速解决问题,传递医院核心价值。在演练中可以发现具有潜质的咨询人才重点培养。

3. 初期训练

建院初期,大多数屈光中心会进行不同形式、不同内容的培训。对于培训可以提高工作效率,提升工作能力,大家可以达成共识。但很多培训和演练的效果却不尽如人意,通常是专业知识类培训很受重视,技能演练却效果平平,问题主要出在以下两点:

(1)错误认识培训和演练用意:培训是输入,演练是输出。自认为听懂的知识点,未必可以向患者转述清楚。只培训不演练,效果大打折扣。

(2)缺乏核心练习:没找到核心点,自认为听懂了对方,其实却没听懂"弦外音"。

2.2.3 培训和演练顺序及注意事项

1.培训和演练顺序

培训和演练顺序如下:

(1)培训后牢记重要知识点(记忆知识点)。

(2)总结知识点,整理成讲解话术文本(整理话术)。

(3)自我演练(熟练讲解过程)。

(4)设定场景与资深员工协同演练(验证讲解有效性)。

每一次演练会让已经被验证的有效话术进一步熟练,同时将不具体、不透彻的话术重新修正。这样演练就结束了吗?还没有。当你发现门诊转化效果仍旧不理想时,可能存在以下原因:①手术相关知识还不够熟练;②没有意识去挖掘顾客需求;③没有留顾客的联系方式。

每次演练都让不同的员工以顾客的身份,相互倾听解释是否透彻,能否打动对方。如果可以,哪一点解释打动了对方;如果不行,这段解释给你带来什么感觉。

2.场景演练——检查前

仅有整理好的通用版话术是远远不够的。进行全方位的检查前,潜在客户有三方面主要顾虑。

(1)手术治疗近视安全吗?

(2)这位手术医生可信吗?

(3)我为什么选择在这里手术?

因此,屈光中心的全体工作人员要围绕这三方面的核心困惑,准备关于医院、科室以及手术医生的核心优势话术。核心优势话术要求吸引人(与众不同)又易记。

例如:请用一句话,描述手术医生的核心竞争力。

原话术:请放心,张主任很棒,每天手术都很多。

应改成:张主任每天超过 10 台手术,今年已经成功为超过1000 位近视患者摘镜。张主任还是中国航天训练基地的"御用"手术医生,每年都去为"航天人"眼睛体检。我们科室工作人员的近视眼手术都找张主任做。

特别提醒:核心话术要以事实为依据,真实、具体且精炼。

3. 场景演练——检查篇

随着屈光检查流程的进一步深入,潜在患者的顾虑渐渐发生变化,此刻他们也关注以下问题。

(1)我的眼睛可以接受手术吗?

(2)术后会达到理想的效果吗?

(3)手术有后遗症吗?

因此,负责检查的技师应针对此时困惑的问题给予足够的解释和解答。

大家会发现,在整个就诊过程中,每位工作人员都应准备相应的解答文本,让工作更加高效。而在整个流程咨询中,咨询师起到"承上启下"的衔接作用。

4. 演练后总结

每一次演练结束后要总结:做得好的地方在哪里? 为什么做得好? 做得不好的地方在哪里? 怎么做才会更好?

如果演练后没有总结,便只会一直按旧的方式不断重复,效果当然不理想。全流程咨询话术范例详见后续章节。

屈光中心面对的客群通常年龄为 18～45 岁,他们年轻、有活力,喜欢全新的生活方式。面对这样"特殊"的客群,屈光中心应尽量选择性格活泼、外向、喜欢交朋友的接待人员,与来到医院的"小患者"及家长保持对话同频、兴趣同频、理解同频。在这个"颜值为王"的时代,屈光中心的接待人员应尽量选择相貌可爱、有活力的人员。工作人员着装及行为规范,将在后面章节中详细介绍。

第3章
服务品质提升

3.1　顾客画像及消费者心理分析

2012年,《尼尔森全球广告报告》显示:92％的顾客信任他们认识的亲朋好友推荐的品牌;85％的顾客经历了手术前的服务后把朋友介绍给其他医院;良好的顾客就诊体验70％得益于一线员工的卓越服务和行为表现。

3.1.1　消费者心理分析

1.患者就医的决策过程

屈光患者就医的决策过程是指屈光患者从有医疗需求到接受具体的医疗服务过程中的思维、行为和评价。通常屈光患者就医的决策过程大致需要经历需求心理、搜集信息、选择服务、心理期望、接受服务、服务评价6个阶段。

(1)需求心理:屈光患者就医行为是由于其生理或心理发生疾患(有时是自我感觉,有时是明显的身体器官损害)以及希望得到身心保健而产生的一种医疗需求行为。事实上,许多医疗需求行为并不是屈光患者所情愿的,但一旦感到身体不舒服,从健康的角度出发,人们还是容易产生医疗服务需求心理的。

(2)搜集信息:屈光患者对医疗服务的需求心理产生之后,就会对有关医疗服务的各种信息感兴趣。一般会根据本人以前的就医经历、他人的经验或推介以及媒体宣传和公众舆论等多种途径去收集信息,为自己到底到哪家医院就医提供决策依据。

(3)选择服务:屈光患者将收集到的各种医疗服务信息进行分析和决策,包括对不同医院提供的相同医疗服务进行互相对比、分析和评估。屈光患者对收集到的信息进行的对比、分析,有的时候是反复进行的,尤其在施行重大医疗检查项目或施行重大手术项目的时候,屈光患者或家属常常会了解专家的技术情况、医院的医疗环境以及相同或相似疾病的预后转归等。只有经过反复综合考虑各种因素和条件,他们才会最终作出就医决策。

(4)心理期望:屈光患者一旦对某种医疗服务做出选择,有关对这种服务的心理期望也就随之产生,此时屈光患者希望通过自己的选择能满足自己的需求,即"如愿以偿"。

(5)接受服务:屈光患者在接受具体的医疗服务以前都是属于思维的范畴,只有真正到医院接受医疗服务才意味着开始为满足自己的医疗需求和实现医疗期望而付诸行动。这时屈光患者开始了对医疗服务质量及对其价值的感受和体验过程,同时还会同预期的心理期望作比较。但由于医疗过程中"生产"与"消费"的同时性,屈光患者很难因所接受的医疗服务与预期的心理期望有差距而终止医疗过程,即使有不满意也只能是下次不到该医院就医。所以,医疗服务的"购买"和"体验"基本上是同时完成的,这也正是医疗服务的不可逆性。

(6)服务评价:屈光患者在经历上述各个阶段以后,就会对整个医疗服务过程的质量与效果进行评价和判断。其评价的主要依据,一是身体的康复情况,二是医疗费用的支出情况。屈光患者将这两者进行对比后就可以得出整个医疗服务是好是坏或者一般的结论,而这一结论又直接影响到他们下一次的就医期望和对医院的选择。

2.患者对医疗服务的感知

屈光患者对医疗服务的感知是指屈光患者在接受医疗服务过程中对质量的实际感受和认知。如果说期望是事(过程)前产生的,那么感知便是事(过程)后形成的。需要指出的是,屈光患者对医疗服务的感知虽然是屈光患者对其整个过程在主观上的判断,但是其判断的基础来自于实际经历的一个客观体验的过程,其判断的依据就是屈光患者在经历前的需求期望。屈光患者对医疗服务的感知又可分为对医疗技术水平的感知、对服务质量的感知和对成本的感知。

(1)屈光患者对医疗技术水平的感知

从屈光患者需求结构角度分析,屈光患者对医疗技术水平的感知是指屈光患者在接受医疗服务过程中对医疗服务的功能需求和形式需求方面满足程度的感受和认知。

当屈光患者不了解医疗技术水平的各项过程指标和效果指标时,屈光患者是从自身对医疗服务的基本功能(治愈疾病)来感知医疗技术水平的。屈光患者对医疗技术水平的感知是屈光患者在接受医疗服务过程中的实际感受和认知,这个过程也清楚地表明医疗技术水平的最终评价者是屈光患者。

(2)屈光患者对服务质量的感知

屈光患者对服务质量的感知是指屈光患者在接受医疗服务过程中对外延需求方面满足程度的感受和认知。通常,屈光患者对服务质量的感知由服务满足个人需求的程度、服务的可靠性和对服务总体的评价三方面组成。

（3）屈光患者对成本的感知

屈光患者对成本的感知是指屈光患者对接受医疗服务过程中所耗费的时间、精神、体力以及所支付的货币等的一种评价和态度。对屈光患者而言，在医疗服务过程中所耗费的成本主要包括货币成本、时间成本、精神成本和体力成本。

①货币成本：货币成本是指屈光患者在接受医疗服务的全过程中所支付的全部货币。屈光患者在接受医疗服务时首先考虑的是货币成本的大小，因此，货币成本是医疗服务总成本大小的主要和基本因素。

②时间成本：时间成本是指屈光患者在接受医疗服务时所花费的时间。如屈光患者在门诊挂号、做各种检查和治疗、取药等都需要等候一段时间，屈光患者的这种等候就产生了时间成本。等候时间越长，屈光患者的时间成本就越高。在医疗服务质量相同的情况下，屈光患者等候的时间越短，则接受医疗服务所花费的时间成本就越少，医疗服务的总成本亦小。随着人们工作和生活节奏逐步加快，尽可能减少时间成本就越来越成为普遍的要求。因此，医院应采取办法改善门诊的"三长一短"（挂号时间长，候诊时间长，检查处置取药时间长，诊察时间短）现象，缩短等候时间以切实降低时间成本。

③精神成本：精神成本是指屈光患者在接受医疗服务时，在精神方面的耗费与支出。如屈光患者在接受医疗服务时，因为医疗环境、服务态度、服务质量等方面的原因，往往容易产生忧虑、紧张、不安全、不舒服、不方便的感觉，造成了精神负担，对顾客就要产生精神成本。特别是医疗服务作为一种与人的生命健康相关的服务，如果出现医疗安全事故或者医疗效果不佳，轻者影响工作、生活和学习，重者会损害了一个人的前途甚至是生命。

④体力成本：体力成本是指屈光患者在接受医疗服务的过程

中,在体力方面的耗费与支出。比如屈光患者从居住地到医院,到达医院后又要到有关科室接受检查与治疗等,都要付出体力。

3.屈光患者和医生的5个关系层次

不同的医生对屈光患者需求的了解程度是不一样的,自然对所提供的服务的质量也是有区别的。因此,医生和屈光患者的关系根据其服务需求的满足程度可分为5个关系层次。

(1)寻求替换:对所提供的医疗服务不满意,但受某些条件限制不得不在此医院就医,对医院和医务人员没有什么好印象。如果条件许可或发现更合适的医院,将立即转到别的医院。

(2)基本满意:对所提供的医疗服务说不上满意也说不上不满意,就医结束后基本上没有什么印象。如果发现更适合自己的医院,可能转到别的医院。

(3)相互合作:对所提供的医疗服务满意,并渴望提供更好的服务,有问题或不满意会向医院反映,一般不会采取极端的方式发泄不满。

(4)相互依赖:对医院所提供的医疗服务非常满意,与医务人员有着良好的关系,并鼓励医院继续提供优质服务,会介绍新顾客到医院就医。

(5)相互忠诚:顾客把医院当成自己忠诚的朋友,会极力向家人及朋友推荐医院,对医院的医务人员非常信任,熟悉医院很多的医务人员,喜欢与医院共同探讨解决不足之处。

相应的医疗效果也分为5个层次:基本的服务即我的问题得到了解决;期望得到的服务即我能够信任你;意想不到的服务即我感到了关心;欣喜的服务即我感觉很特别;感动的服务即我体验到了生命的无比可贵。

3.1.2　屈光患者需求分析

1. 非刚需性需求

屈光中心非刚性需求的患者往往以女性居多，她们通常因为美观、方便或者生理三方面原因考虑手术摘镜。女性患者由于眼镜的存在，让眼睛看起来更小，漂亮的眼部妆容被眼镜遮盖。炎热的天气，由于眼镜反复滑落让眼周"花妆"，漂亮的太阳镜也因为近视镜的存在无法佩戴。戴上近视镜不好看，戴上太阳镜又看不清，太阳镜成了日常拍照时的装饰物。戴上近视镜运动时易滑落，吃饭时雾气遮挡，游泳时影响速度又失去方向，让患者烦恼不已。长期佩戴隐形眼镜会因为角膜表面"缺氧"而使眼部干涩、发炎、毛细血管增生（红血丝），当进入干燥的空调房，让干涩的情况更加严重，反复揉眼睛常常让眼镜"不见踪影"，损失严重。这类近视人群常常因为某个事件或身边的亲戚朋友手术摘镜触发自己手术摘镜的冲动，冲动期往往持续一周左右时间。在此期间，她们会主动查询屈光手术的相关信息，给屈光中心打电话询问相关情况。而这种手术摘镜冲动往往会因为某些顾虑或者一些负面信息而被搁置，因此屈光中心要把握好机会进行正面教育和引导，探求患者潜藏的顾虑，用专业的解答为患者增加就诊信心，并引导患者来院进一步咨询。非刚需的患者往往已经成年，他们更愿意听取专业人士的解答，因此工作人员可以尽快预约手术专家或科室主任面诊，让专家根据患者的初步检查结果解答患教顾虑，指导患者选择正确手术方式，推动患者做决定。

2. 刚性需求

屈光中心刚需患者往往因为升学、就业、职业需求选择手术摘镜。这部分患者以男性患者为主。以征兵群体为例，这类患者通常考虑三方面因素,一是眼部条件是否满足手术要求,二是接受手术后能否满足征兵眼部要求,三是手术价格。

征兵人群患者的流失通常因为手术排期没有满足征兵报名体检的时间要求,比如两天后体检,而医院两天内无法安排手术,或经过术前检查和评估,术后无法确保达到征兵视力要求。征兵类患者往往对手术价格比较敏感,考虑到价格因素通常选择价格低廉的手术方式。他们更倾向解决视力问题,而不会把手术方式、手术先进性和手术专家放在首要考虑因素位置,只要能确保通过军检就可以。这与非刚需的女性需求是完全不同的。针对征兵手术群体这一特点,在征兵期间医院应该有针对性告知患者入伍之后无法复查和按时点滴术后眼药,因此更应选择术后效果稳定,无须进行长期、定期复查,无须长时间点滴激素等眼药的高端手术,对患者进行教育引导。(国家征兵相关规定详见附录)

高中毕业生、大学在校生人群的市场特点是他们的手术需求高度集中在两季假期。屈光中心医院可以与大学院校达成合作,提供定期眼科科普健康讲座,同时提供筛查,定期组织校园活动,可以对医院品牌拓展起到良好作用。这类学生人群的手术决定直接受到家长的影响,所以在院咨询和医生谈话时要特别关注患者家长的顾虑,并把家长作为潜在人群做好宣教。

3.1.3 屈光患者用户画像

用户画像解决了"如何提升服务"的问题。通过对所有潜在用户的心理、背景情况、性格、思维习惯的典型特征进行分类分析,预测用户的需求和顾虑,帮助屈光中心工作人员提高服务效率,优化服务流程,提升用户就诊体验。

屈光领域的用户画像从用户的眼部条件、用眼需求、社会角色、经济状况、沟通难度等多个维度进行综合分析,将潜在用户分成支配型、谨慎型、互动型和配合型 4 个基本类型。

1.支配型

支配型用户的性格像老鹰,性格关键特点是果断且直接,问题少而关键,对挑战敏感,缺乏耐心。

支配型用户在生活和工作中往往比较成功,时常处于支配和主导地位。对于支配型用户,在接待中可以适当提高接待标准。他们对自己对他人的要求都很高,所以,在咨询中如果出现困难,可以请资深的咨询师或者专家主任协助。咨询和谈话过程中要保持自信,对问题给予直接、坚定、明确的结果。他们有时耐心不足,因此尽量不要聊家常,不谈基础信息,尽量少做铺垫。对他们来说,浪费时间是难以接受的,因此语速不要太缓慢,要用专业、明确的结果给予直接回复。如果有不同意见和想法,避免争论。在整个就诊流程中,引导患者错峰排队检查、缴费。尽量减少这类患者的排队等待时间。这类患者有良好的个人管理意识,他们会非常明确自己在哪个具体时段手术最合适。

常见职业人群:成功人士、企业高管、有一定社会地位的领导。

客服人员应对措施:

(1)专注于客户手术目的。

(2)减少闲聊。

(3)咨询师要自信,提问直截了当。

(4)介绍手术方式时专业、简洁。

(5)说话语速可相对增快。

(6)避免争论,保持平和心态。

2.谨慎型

谨慎型用户的性格像猫头鹰,性格关键特点是细节控、精准、缓慢。

这类客户传统又保守,条理分明,分析能力强,做事动作比较缓慢,对事情要求精准,让人觉得"吹毛求疵"。他们常常是从事教师、程序员、律师等工作。他们很关注事实,看重书面的相关证据,比如医生的成功手术数量和案例。可以告诉他们医院每天的近视手术数量,并给出不同术式的比较数据供他们分析。精准、专业的数据对他们最有说服力。在接待过程中,尽量提供整齐、明亮的环境,谈话要尽量在相对封闭安静的环境中进行。这类人群对手术的期望值非常高,因此术前交代时要注意期待值的管理。他们思路清晰明确,因此适合请专业度高、思路清晰的咨询师接待。

常见职业人群:领域专业人士、律师、教师、程序员。

客服人员应对措施:

(1)关注事实,而不是观点,尽可能提供书面证据。

(2)注意沟通思路,条理清晰。

(3)咨询师专业度高,避免口语化医疗语言。

(4)提前充分沟通特殊情况和并发症,并讲解解决方法。

(5)沟通中重视细节服务。

(6)适当降低手术期望值。

(7)过度纠结时,给予独立思考的时间。

3.互动型

互动型用户的性格像孔雀,性格关键特点是热情、关注、合作。

这类人群的核心特点是"求关注",互动是咨询服务中的关键。他们通常以人为中心,而不是以任务为中心。他们很健谈,喜欢聊天,时不时追求成为话题的主人,谈起与手术无关的话题。因此,谈话时咨询师要把控谈话的主线,防止被带偏离。检查过程中,客服要主动关心客户,与客户保持互动。这类客户不太注重细节,手术后客服可以借助《术后注意事项手册》划出重点,主动联络客户。这类客户是传播医院及手术好口碑非常有力的人群。他们开朗,善于交际,可以自发地把好故事通过自媒体比如微博、微信、小红书等传播出去。

常见职业人群:销售、主持人、网络主播、网红等。

客服人员应对措施:

(1)关注和鼓励客户表达想法和疑问。

(2)倾听客户的想法,并赞同。不急于讨论。

(3)减少手术过程的细节讨论。

(4)选择有趣、时尚、流行的话题增加互动。

4.配合型

配合型用户的性格像鸽子,性格关键特点是不积极、沉默、配合。

配合型用户行事低调稳健,性格平和善良,不喜欢冲突,也不喜欢"出头儿"。这种性格在中国人中广泛存在。这种性格型用户比较容易对于事情的判断和决定易受外在其他因素的影响,出现纠结。因此,在日常咨询谈话中,不要给予太多选项。可以给出合理的建议,促进患者快速做出决定。当事情有调整变化时,要提前与客户沟通。

常见人群类型:军人、学生、普通人群。

客服人员应对措施:

(1)主动沟通,主动建立良好互动关系。

(2)及时给出建议,减少选择困惑。

(3)重视客户家人及朋友的教育和引导。

(4)在相对安静的环境沟通,减少干扰。

(5)尽可能减少用极端的词语。

(6)增加信心,鼓励对术后改变的向往。

3.1.4 从"话外音"读懂客户的心

1.肢体语言

(1)客户回答提问时,眼睛不正视,甚至故意躲避你的目光,那表示他的回答是"言不由衷"或另有打算。

(2)客户皱眉,通常是对你表示怀疑或不屑。

(3)客户双手插入口袋中,表示他很紧张或焦虑。双手经常插入口袋的人通常有神经质的倾向。

(4)客户不停地玩弄手上的小东西,例如圆珠笔、火柴盒、打火机或名片等,说明他内心紧张不安或对你的话不感兴趣。

(5)客户交叉手臂,表明他有自己的看法,可能与你的相反,也可表示他有优越感。

(6)客户面无表情、目光冷漠是一种强拒绝信号,表明解答没有奏效。

(7)客户用手敲头,除了表示思考之外,还可能是对你的话不感兴趣。

(8)客户用手摸后脑勺,表示思考或紧张。

(9)客户用手搔头,说明他正试图摆脱尴尬或打算说出难以开口的要求。

(10)客户用手轻抚额头,是内心有困惑或为难。

(11)客户讲话时,用右手食指按着鼻子,说明准备说出与你相反的观点。

(12)客户搔抓脖子,表示他犹豫不决或心存疑虑。

(13)客户捋下巴,表明他正在权衡,准备做出决定。

(14)在商谈中,客户忽然把双脚叠合起来,那是拒绝或否定的意思。

（15）客户不时看表，说明他不想继续谈下去或有事要走。

（16）客户突然将身体转向门口方向，表示他希望早点结束。

2. 口头语

口头语是打开客户心门的一把钥匙。客户常见口头语有哪些，它们代表了客户怎样的心境呢？

（1）谈话中常用"我个人的想法是……""是不是……""能不能……"。

这类客户较和蔼亲切、客观理智，可以通过沟通做出正确的判断和决定。面对这样的客户，你要表现得专业和淡定，让客户感受到你的亲切和专业。

（2）谈话中常用当下流行的网络词汇。

他们随大流，缺少个人主见和独立性。这样的客户可能会找出网络的负面手术信息，对你提出问题。要让他们感受到你见多识广且专业性的一面。

（3）谈话中常用"确实如此"。

这类客户常常自以为是。面对这类客户，你要表现出自己专业、博学的一面。

（4）谈话中常用"绝对"。

他们常常一意孤行，坚持己见。面对他们，你要让他们说出自己的条件和要求，表明自己的立场。

（5）谈话中常使用外语。

他们爱面子，虚荣心强，喜欢卖弄和夸耀自己。面对他们，你可以用富有诱惑力的价格及其他优惠条件来吸引他们合作。

（6）谈话中常用"我早就知道了""果然""其实"。

他们有强烈的表现欲，多自以为是，谈话中希望自己主动，以自我为中心的倾向非常强烈。面对他们，要多倾听，多提问，多赞扬，照顾他们的感受，给他们应有的主动权和尊重。

(7)谈话中常用"这个……""那个……""啊……"。

他们做事小心谨慎。面对他们,尽量不强迫、咄咄逼人,尽量不要强迫他们立刻表态。

(8)经常使用"真的"。

他们常常缺乏自信,怕自己所言之事可信度不高。面对这类客户,你要用眼睛看着对方,听他们讲话时要不时地点头,表达出你的赞同和肯定。

(9)谈话时使用"你应该……""你不能……""你必须……",或用方言,且底气十足,理直气壮。

他们对自己充满了自信,有强烈的领导欲望。面对他们,你不妨让他们先发表高见,从倾听中掌握他们的诉求,尽量不采取直接的进攻方式,说话客气或绕个圈子更好。

(10)谈话时常用"我要……""我想……""我不知道……"。

他们比较单纯,爱意气用事,情绪也不是特别稳定。面对他们,要会引导、感染其情绪,营造出和谐、合作的气氛。

3.2 线上线下患教咨询技巧

3.2.1 线下患教咨询

屈光中心有一类特殊的工作人群,他们既要具备深厚扎实的专业知识,还要具备良好的心理素质和深入骨髓的服务意识;他们隶属医疗团队,同时肩负着市场团队的工作内容;他们的工作几乎贯穿整个屈光流程,对内与流程中的每一位工作人员配合,对外与客户直接联络沟通,是医院传播科普知识,提升手术转化率,增加患者良好就诊体验的关键。他们就是"咨询师",也有机构把他们称作"线下客服"。

咨询师更准确地说是咨询顾问。对于患者及家长,咨询顾问既是专家又是朋友。咨询顾问对于屈光中心的生存和发展都至关重要。

1.咨询顾问招聘

咨询顾问招聘时,应选择具备以下素质的储备人才:

(1)良好的语言表达能力。

(2)思维敏捷,不甘人后。

(3)语言条理清晰,能分析他人的心理变化,应变能力强。

(4)医学相关专业,有一定的眼科临床基础。

(5)从事眼科相关工作 5 年以上,年龄超过 35 岁优先。

2.如何成为全能咨询顾问

(1)了解医院:全方位了解医院的专家、技术、设备、手术、服务等。

(2)了解疾病:全角度深入了解眼科疾病的发生、发展、治疗、预防以及眼科周边学科的知识,并能用通俗易懂的语言对顾客及家属讲解清楚。

(3)了解患者:了解患者的心理动态,对疾病的认识程度及重视程度,就医的愿望,咨询的目的,治疗经过等。

(4)了解市场:作为咨询顾问,应透彻了解所在区域,屈光治疗的趋势效果、价格构成,这样才能帮助患者分析、选择合适的手术方式。

(5)了解诊断及用药:咨询顾问不可以提供治疗方案,也不能指导用药,但合格的咨询顾问应对眼科疾病的诊断以及用药了如指掌。当接待复诊患者或有异议客诉时才能准确传达患者的相关情况,并能协同医生解决客诉,进行安抚及康复指导。

3.咨询顾问应具备四方面核心能力

(1)专业能力:专业能力是屈光中心咨询人员最好的武器。无论技巧多娴熟,屈光中心的核心是医疗,客人在这里的第一需求是安全,对咨询人员首要考量的是专业度。一位资深的顾问级咨询师可以不必绽放迷人微笑,不必行礼倒茶就可以轻易征服对方,其原因就是专业度。

(2)沟通能力:具有良好的沟通能力,能准确了解客人及家属的深层次需求和顾虑。从开场破冰、问答转化、性格分析、顾虑解析等方面深入沟通,做到亲密沟通,轻松交流。

(3)表达能力:在服务全程可以清楚地表达工作内容,传递核心价值。

(4)协调能力:引导顾客检查、医生谈话、手术的同时能够协调门诊流程中各个环节,做到高效协作,迅速解决问题。

4.咨询有技巧

(1)让顾客喜欢的咨询技巧:

①请你微笑着跟我说话,即使我提出了无知的问题。

②请你尊重我,我喜欢被你记住姓名,我也希望知道你是谁。

③请不要急着推销手术,请先帮我解答我的顾虑。

④我的问题或许可笑,也请你真诚地帮我解答,这样我会信任你。

⑤我不喜欢自卖自夸,请用切实的数据说话。

⑥如果我没想好,一定是还有问题没想通,请和我做朋友,慢慢说服我。

⑦请微笑跟我说再见,请你记得我并不时联络我。

⑧如果偶尔给我一点点惊喜,我会记得你。

⑨如果我决定去其他医院手术,也请你真诚地祝福我。

(2)让顾客厌恶的咨询特点:

①太随意不专业:我不喜欢眼科领域不够专业的你,这样我会立刻离开你。我不喜欢着装不专业、太过邋遢的你,这样的你会让

我质疑。

②不够真诚：我不喜欢过度吹嘘手术，否认我在网络上发现的负面消息的你。我会觉得你在低估我的能力并试图鼓动我接受手术。

③业务水平差：我不喜欢一问三不知的你。如果你的业务不熟练，我会质疑医院的医疗水平。

④无法解决顾客的抱怨：我不喜欢没有耐心的你。如果我抱怨，请你真正倾听，感同身受。

⑤急于预约：我不喜欢急于求成的你，欲速则不达的道理人人皆知。如果我有治疗和诊断方面的问题，你给我满意的答复，我才会有下一步检查和医生面诊的愿望。

咨询师是提升患者体验度，提高门诊转化率的关键因素。因此，屈光中心的管理者要制定必要的考核机制，监督和检查咨询人员的能力、态度和水平。不定期聘请"神秘客"到门诊体验咨询服务，做到对咨询师的服务优势和弱点"心知肚明"。

3.2.2　线上患教咨询

1.线上咨询主要工作内容

(1)倾听：专注地听对方的讲话，并迅速判断对方的咨询意图。

(2)引导：简单解释获得初步信任，传递相关信息。

(3)预约：预约就诊，询问资料，登记，短信通知。

(4)回访：标注来诊者、未来诊者，电话、短信回访到就诊或放弃。

(5)核心要点：在接听患者来电时，要掌握主导权，让患者的思维顺着我们的引导走，而不能任其自由发挥。

线上客服评估严格按照表 3-1 执行。

屈光患教咨询

表 3-1　　　　　　　　线上客服接诊评估表

评估项目	评估内容	等级
接听速度 响应速度 （5%）	响铃 3 声内接听 7 秒内回复	□ 及时 □ 慢 □ 无人响应
线上礼仪 （5%）	(1)使用规范用语,能清晰地说出标准欢迎词,例如: ①招呼语:您好 ②单位名称:这里是××× ③很高兴为您服务,请问有什么可以帮到您 (2)态度亲切,不卑不亢 (3)遇到客户投诉时,主动道歉	□ 语气让我感觉舒服 □ 语气一般,态度平淡 □ 语气生硬,态度差
聆听技巧 （5%）	(1)耐心倾听,不打断说话 (2)运用插入语,及时回应 (3)不匆忙下结论,恰当提问	□ 有吸引力,想继续听下去 □ 还好,暂且听听看 □ 无感觉,礼貌听下去 □ 生厌,想挂断
信息收集 （15%）	基本信息收集全面	□ 年龄 □ 度数 □ 需求 □ 职业 □ 兴趣爱好
信息传递 （15%）	信息传递全面	□ 专家优势 □ 医院品牌 □ 近期活动和优惠 □ 微信群和公众号 □ 来院信息、来院指引,适时发出来院邀请
信息相关技巧 （10%）	信息收集及传递技巧	□ 信息收集和传递自然流畅,有情感交流,患者愿意配合 □ 信息收集和传递突兀,情感交流一般,患者勉强配合 □ 信息收集和传递生硬,患者拒绝回复或含糊回复

续表

评估项目	评 估 内 容	等 级
诉求回应 （5%）	（1）总结归纳并复述客户诉求的要点 （2）告知客户解决问题的方案 （3）如一时无法答复的问题,须告知回复时间 （4）遇到不懂的问题时,寻求有关同事或上级协助,并礼貌道歉,及时通知相关部门解决客户诉求,并实时跟进	□有耐心,感觉自己受欢迎 □感觉一般,想再咨询其他医院 □不耐烦,逃避问题 □敷衍,答非所问
语言组织 （15%）	根据患者的认知组织语言	□对患者判断准确,个性化回复 □对患者判断不准确,回复无针对性 □对患者无判断,一概而论,一味灌输
专业知识 （15%）	专业知识扎实,能应对客户的一般问答	□专业知识扎实,对答如流 □专业知识一般,能简单回复,不能回复进一步提问 □专业知识差,回复艰难或回复错误
	可以清楚地介绍各种手术方式的特点,简单明了	□熟练掌握各种手术方式的特点,解释清晰明了 □能简单介绍各种手术方式的特点,能简单作答 □对各种手术方式了解不全面,回答片面 □对各种手术方式不了解,无法作答
	能够针对客户的特点,对常见的术前、术中、术后问题给出个性化回答	□回复完整,有针对性,善于利用数据和案例,说服力强 □回复简单,无针对性,说服力一般 □回复一概而论,草草作答,对各种问题解释模糊 □逃避回复或回复错误

续表

评估项目	评 估 内 容	等 级
主动协助 (5%)	询问客户是否还有其他问题需要帮助,或向客户推介相关便民服务。例如,"请问还有什么可以帮到您?"	□感觉亲切,愿意继续寻求协助 □感觉有距离感,不轻易提出需要协助 □感觉态度冷淡,不放心其提供的协助
结束礼仪 (5%)	向客户的来电表示感谢,"感谢您的来电,祝您生活愉快,再见!"让客户先挂电话	□结束自然,感到愉快 □结束尴尬 □结束突兀,患者无心理准备

2.线上咨询接诊提问技巧

在咨询过程中,咨询顾问应适时主导对话,时刻牢记线上接诊核心目的——引导就诊。如果只是被动地回答问题,势必会变成东一搭西一搭失去谈话主线,最终有可能失去患者。

(1)开放式提问:可以引发患者思索,开启对话,建立流畅的沟通,让你巧妙地引导并控制整个对话过程,顺利发掘所需要的资讯。开放式问句经常运用到的字眼有"什么时候""什么地方""为什么""谁""如何"等。

(2)限定性提问:就是限定沟通的背景,让患者对你的话题持持续的肯定态度,用选择性问句让患者做决定,只能选择 A 或 B,而没有机会说"不",如"你喜欢喝牛奶,还是喜欢喝豆浆?"

(3)场景畅想法提问:让患者在决定手术之前,创造已经拥有的美好感觉,帮助他们想象摘镜手术为他们带来的快乐与好处。

(4)反问法:咨询的过程中,当发问的主导权被患者控制时,这种情况下,不要直接回答,微笑、放松,简单解答后立即反问他一个问题。

注意:在咨询的不同阶段,要交互运用不同的提问技巧。

3.咨询电话接听技巧

(1)让患者打开话匣子:全面了解患者的基本情况,包括年龄、发生近视的年龄、眼镜佩戴习惯、曾经接受的检查和治疗等。患者对自己的情况描述越详细,我们下一步的工作越轻松,转化成功的机会越高。通常在接听电话的开始,我们要以一些启发式的发问来打开患者的话匣子。

比如,打过招呼后问:"请问您是为自己还是为朋友咨询呢?"然后顺理成章地问他:"眼睛怎么不舒服呀?""什么时候发现的?""开始是什么样的感觉呢?"总之,要让患者有话可说。

(2)分析需求,找到动机:这一步是需求分析,找出动机就是分析患者为什么打电话,放大动机就是增强患者对治疗疾病的迫切感。

(3)找出顾虑,消除顾虑:对于患者反复纠缠的问题(一般是疗效问题),除了给出确定的回答外,还要耐心细致地给出层层递进的例证,切忌含糊其辞或轻轻带过,尤其不能显得不耐烦。一般可以这样处理:首先作确定的回答,语气坚定,然后强调临床证实的治愈率、治愈的人以及效果,最终引导患者到院进行进一步咨询。

线上咨询是医院服务的窗口。无论是网络咨询还是电话咨询,咨询医师都是患者接触到医院的第一个人。咨询人员的素质代表了医院的服务水平。

4.如何进行电话/线上沟通

要求咨询师或客服人员有同理心,能承担责任,乐于付出。工作前准备纸笔、电脑、手机、充电线、充电设备、咨询跟进记录表格。每一次沟通特别是首次电话/线上沟通建议遵循基本沟通流程。

(1)问候:自报家门,自我介绍。

(2)回答问题:通常沟通从回答客户问题开始。随着沟通的深入,应主动引导患者介绍自己的眼部基本情况,这样便于记录信息并进行基础判断。

(3)收集信息,获得基本信任:患者基础信息包括近视度数、是否佩戴眼镜或佩戴隐形眼镜、从事的职业等,通过对话分析对方的需求,给出基本的建议方案。沟通过程中探知顾虑,结合医院技术优势和医院品牌优势打消顾虑,解决客户提出的顾虑问题。

(4)推介专家面诊或活动:推介专家面诊或者活动吸引患者到院。

5.电话/线上沟通注意事项

(1)13秒回应:回复应时刻注意时效性,建议13秒以内。超过3分钟的回复很可能失去客户。

(2)减少学术用语:沟通中尽量少用专业学术用语,比如波前像差、白到白、眼前节、角膜内皮计数等。微信/线上沟通对象通常是"90后"或者"00后"的学生一族,因此可以适当运用网络词汇迅速拉近与客户间的距离。沟通中不要急于成交,要聚焦解决对方的问题,迅速找到客户的需求点和痛点,才能获得初步信任促进成交。

(3)借助小工具:当然沟通过程中可以少量借用一些小工具,比如可以提前准备一些快捷用语,或者将微信中的图片、视频、小链接收藏,以便随时发送为对方提供参考素材,还可以借助这些工具打开进一步深入沟通的话题。

(4)实时保持联络:很少有客户可以凭借一次线上沟通就决定手术。面对犹豫的客户不必急于求成,可以节假日发送问候,或者发送线上线下活动的介绍,也可以发送成功手术案例,朋友圈时常更新工作或生活的状态。

6.微信/商务通(线上)沟通技巧

(1)开篇问候:

患者发问:"您好,在吗?"

医院回复:"在的呀,请讲。"

这是常见又常规的回复,但情感融入比较少,看起来比较"冷"。举个例子,在既往客户信息中,我们可以提前了解到:患者朱小姐,本地人,28 岁,右眼近视 725 度,左眼近视 650 度,平时框架眼镜和隐形眼镜交替佩戴,同时有开车的需求。这里关键信息是客户姓朱,所以在开场时应直接称呼对方:"朱小妹,你好啊,好久不见!"此外,备注信息中提到他的近视度数,所以在打招呼时可以适当提及,这样可以让对方感觉到自己是被记得的。感觉到被重视是获得信任的第一步。如果与患者是首次沟通,可以询问对方"贵姓",并在后面的沟通中直接称呼对方,这样比较容易建立起信任关系。

如果患者提问:"晶体植入手术可以治疗远视吗?"我们回复:"不可以的。"这种回复意味着直接拒绝了对方,沟通和对话即刻终止,无法深入进行下去。同样的患者提问,如果我们的回复是:"您好,晶体植入手术主要用于矫正近视和散光,远视可以通过激光手术矫正。请问您是为本人还是为家人咨询呢?我可以简单了解一下您目前的眼部情况吗?这样可以更有针对性地分析和给出建议。"这样的沟通方式可以引导对方深入沟通,让话题继续进行下去。

(2)挖掘需求:

举例:内蒙古一位 24 岁的小姑娘,右眼近视 550 度,散光 100 度,左眼近视 600 度,散光 150 度;平时戴框架眼镜矫正视力右眼能达到 0.8,左眼达到 0.7。客户的问题是术后是否可以恢复到 1.2 的视力。

当看到患者的眼部情况,请问患者的顾虑是什么,我们如何回复呢?

看到患者的基本情况,我们基本推测患者可能存在弱视或者

73

眼底不太好。即使电话接诊人员基本可以推测出最终的诊断,也不建议客服人员讲出诊断建议。客服人员可以进一步询问患者是在何时、在哪里进行的检查,平时戴眼镜看东西是否清楚吗,戴着眼镜时的清晰程度对日常工作生活是否有影响。往往我们还需探求患者除了摘镜是否有其他潜在需求。比如,在此案例中,患者的需求还有希望摘镜后眼睛看起来更有神采。可以引导患者来到医院进行进一步专业细致的检查,由医院的线下咨询人员以及医生一起与患者进行沟通。沟通过后要记录沟通获知的信息,以便后续跟进。

3.3　做一个具有投资价值的品牌医生

本质上,医院就是"医生集团"(虽然它并不是真正意义上的医生集团)。无论体制内还是体制外,无论现在还是未来,好的医生都是医院成功的前提和关键,具有投资价值的医生是医院的核心资产,是医院最具核心的竞争力。

医生与患者及家人的每一次沟通都至关重要。对于患者及家人,跟医生充分"交心"才能安心。对于医院来说,医患沟通也是增加信任,建立良好口碑的绝佳机会。

在屈光诊疗流程中,医生与患者及家人的沟通主要包括检查后的医生谈话、手术前的训练讲解、手术知情同意书的讲解、术中配合的讲解和指导。

3.3.1　医生谈话

医生谈话的目的是根据检查结果给出最终的诊断建议,讲解手术方式并回答患者及家人的困惑和疑问。医生谈话通常由手术医生进行,为了能充分解答问题,确保患者良好的术中配合,建议医生讲解并亲自示范术前注视训练的内容。医生谈话的时间尽量不低于 20 分钟。

3.3.2　术前沟通

如果患者决定接受手术,手术医生或者门诊医生要进一步充分讲解可能发生的并发症、术后视力恢复等方面的问题。医生应把可能出现的情况事先交代清楚,特别是发生概率小,但发生后果严重的情况一定要交代清楚。谈话内容主要包括以下几点:

1.手术知情同意书

知情是经过讲解使患者及家人了解自身眼部情况,告知本次手术的方案和备选方案,介绍可能出现的感染、视力恢复不良、并发症等手术风险。这部分情况也是患者及家人最为担心的部分。建议医生在讲解时介绍可能发生风险的概率以及医生如何更好避免其发生。

同意是在患者及家人清楚了解以上情况下,自愿接受手术并同意此医生为其手术。

2.注视训练

良好的注视训练是手术成功的保证。患者术中配合不好主要源于紧张。而紧张除了心理因素,还有就是术前宣教不到位,注视训练不充足。注视训练步骤如下:

(1)摘下眼镜,睁开双眼。

(2)单手遮住一只眼睛,另一只手臂伸直、握拳,伸出食指。注视指尖,保持 1~2 分钟。双眼交替进行。

注意事项:练习时双眼同时睁开,可以眨眼但不挤眼。如果条件允许,可以用弱光手电筒替代手指尖,练习时光源在眼前后移动,确保物体靠近眼睛时,不会下意识躲避。也可以用手指撑开眼皮,模仿手术时撑开器撑开接触眼睛的感觉。注意光源不能太亮。

术前谈话是管理患者手术期待值,提高患者满意度的重要途径。值得注意的是,知情同意书不是免责声明,建议医生讲解介绍的同时耐心解答相关内容,以免"吓着"患者。

3.医生术前宣教

手术医生术前进行最后的术前宣教非常有必要。通常,术前宣教由手术医生及咨询师(护士、客服)共同完成。此时医生讲解术中注意事项,鼓励患者增强信心,让家属安心非常重要。在很多屈光中心,当患者和医生进入手术室后,咨询师或护士会继续对家属宣教,嘱咐和讲解术后复查时间、术后用药等注意事项。这样对屈光中心树立好口碑、好品牌有很好的助力作用。

术前宣教话术示范将在"6.8 术前宣教和术后复查宣教模块"中详细讲解。

3.3.3 术中沟通

手术效果受四方面因素影响:检查及手术设备的先进、医生的手术经验、患者术中良好配合、术后护理及合理用眼。

屈光手术是一种依赖患者术中配合的手术。患者术前应充分进行注视训练。手术中医生应不断表扬患者的表现,鼓励患者积极配合。患者术中的紧张源于眼前的变化让他忽然看不清楚或者医务人员的对话让他错误理解。屈光手术采用点麻药的方式表面麻醉,术中患者视觉和听觉都正常,特别是当手术洞巾遮盖后,患者听力变得异常灵敏。此刻,手术医生、技师、巡回护士应轻声鼓励,避免术中出现异常响声或谈论,并在手术不同阶段重要节点告知患者可能看到的景象和变化,同时安抚患者,这样可以使患者更加安心，如图 3-1 所示。

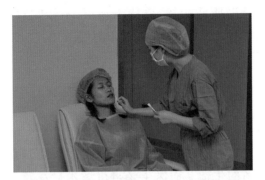

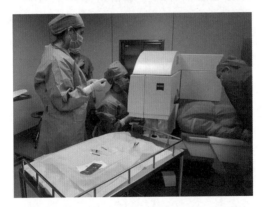

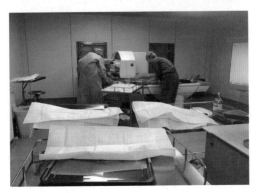

图 3-1　术中沟通

医生可以适度鼓励患者,比如"手术很顺利""很顺利,坚持一下,不错,坚持""听我指挥,保持不动啊,不错""双眼保持睁大状态,稳住啊,很好""维持住,这样就很好"。

3.3.4 术后宣教

医生术后宣教是口碑服务真正的开始。在医生与患者及家人术后第一次见面时,首要任务不是嘱咐患者点药,而是恭喜,恭喜患者迎来全新的生活。而医生亲自讲解术后注意事项,让患者心里很舒服。在屈光手术后一段时间内,"不适应""不舒服""畏光""异物感"相对明显,此刻也是患者"问题"最多的时候,医生的贴心、细致、耐心和"未问先知"都会让患者安心。医生集中答疑,把患者想问没能问出口的问题讲解清楚,可以让患者体会到医院的专业和经验丰富。

医生术后宣教话术示范详见"6.8 术前宣教和术后复查宣教模块"。

3.3.5 集体宣教

医生是医院会议活动和科普活动的主角。在活动中,医生主要围绕两方面的内容,一是科普宣教,二是科普答疑。

1.科普宣教

(1)眼睛的基本结构:我们的眼睛看东西其实很简单,眼睛就像照相机而眼角膜就相当于照相机镜头,屈光近视手术就是在照相机的镜头上做工作。我们的瞳仁就是照相机上的光圈,光线比较暗的时候要加大光圈,我们眼睛也是这样工作的。当我们进入光线黑暗的地方,瞳孔就会变大。有些人觉得晚上看不清东西,这就与瞳孔的直径有关系。瞳孔太大的患者,光线就会从周边进入眼睛,干扰成像,所以就看不清。随着年龄的增长,瞳孔会变小,这种情况就会消失。另外,当我们看远处的高山和手中的书时,眼睛就会像傻瓜相机一样自动调焦,这样看远看近就都能看清楚了,这就是调焦。有些年轻人疲劳用眼,导致眼睛自动调焦功能发生故障,看近清楚,看远却不清楚;有些老年人调焦功能老化了,看近处不清楚,看远还行。这些都是眼睛的调节功能发生了变化。我们看到的物体在眼底视网膜成像,视网膜就相当于照相机的胶卷。如果相机照相不清楚,就叫"屈光不正"。屈光不正包括近视、远视和散光,会引发眼睛长度的变化。正常情况下,眼睛(从眼角膜到眼球后部)长度是 24 mm,当眼睛长度增加 1 mm,度数就会增加300 度。近视的人看近清晰,看远不清晰。远视的人看远看近都不清晰。散光患者也可以理解为"乱视",经常眯着眼睛看东西。

(2)屈光不正趋势:从全球范围来讲,视力低于 0.3 的人有42%是屈光不正,包括近视、散光。视力低于 0.05,就叫盲人。盲人中有 18%的原因是屈光不正。屈光不正的近视、远视、散光是全球视力损伤的首要因素,也是致盲的次要因素。有人看得见,有人看得更清楚,我们与空军飞行员的视力都是 1.0,视觉质量却不相同,视觉质量包含视力、清晰度、舒适度以及稳定度等指标。

(3)激光近视手术优势:根据患者的体验,戴隐形眼镜的视觉质量比框架眼镜好。在生活质量方面,曾经戴过角膜接触镜(隐形眼镜)的人,手术后认为自己的生活质量比戴框架眼镜有大幅提升。有88%接受过手术的人极力推荐身边的朋友用手术的方式摘镜,只有 54%戴角膜接触镜的人推荐身边的人戴隐形眼镜。在夜间视力方面,有 60%激光术后的患者觉得夜间视力比较好,有40%的戴隐形眼镜患者觉得夜间视力不错。对于近视患者来说,有 50%的患者觉得手术后从前干眼的症状消失。而对于长期佩戴隐形眼镜的人来说,有 29％的患者术后 3 个月还存在干眼的感觉。所以说长期佩戴隐形眼镜对眼睛是有一定危害的。屈光近视手术的手术费用比框架眼镜和角膜接触镜(隐形眼镜)高,但从远期结果和生活质量提升的角度,屈光近视手术确实更好。因为一次消费给你带来的便捷、光明、轻松是其他几种方式无法比拟的。

(4)手术安全性:20 世纪 60 年代初,屈光近视手术就已经问世了。最初在美国找到志愿者接受手术,志愿者恢复情况很好,之后又经历了漫长的审批和技术提升,1987 年,正式应用于临床,正式为患者手术。1993 年 12 月该手术进入中国。1995 年,手术通过了美国食品和药物管理局(FDA)认证。以前总有人说做过近视手术不能当兵,不能当宇航员。2000 年,飞秒激光已经被美国批准正式用于宇航员了,包括我们国家从"神五"到"神十",每一次都有做过激光近视手术的工作人员。所以说宇航员都能做,你们就不用担心了。

在 2013 年 2 月 1 日,美国总统奥巴马在白宫举行仪式,授予美国激光近视手术创始人吴拉姆·佩曼(Dr. Gholam Payman)美国科学奖和技术创新奖,表彰他在近视领域的努力和卓越科学成果。

(5)屈光手术分类:屈光近视激光手术分三大类:第一类表面手术,第二类基质手术,第三类层间手术。表面手术又叫"全准分子激光手术",这种手术很简单,患者没有任何感觉手术就做完了,但是因为表皮的损伤,患者术后会流眼泪,这种现象 3～5 天消失,这也是最早一代的手术。由于流眼泪不利于伤口愈合,后来就出现了半飞秒手术。半飞秒就是用激光在角膜上切开一个角膜瓣,相当于在相机镜头片开一块,再用激光做出相应的"度数",最后再把片开的角膜瓣复位。这个瓣会有一个问题,如果你使劲儿揉眼睛或者运动时外伤,就有可能让瓣移位。为了让患者术后没有后顾之忧,让角膜瓣没有移位的风险,就出现了全飞秒手术。全飞秒手术也叫"小切口透镜取出术",从 2 mm 的小口把里边的透镜取出来。由于手术的损伤很小,并发症发生少,干眼症等的发病率都非常低,也不用担心角膜瓣移位等问题,手术切口弯弯小小就像愉快的微笑,我们常叫它 SMILE 手术。

(6)全飞秒与半飞秒手术在手术过程中的区别:全飞秒手术从患者躺到床上到下床不变换设备,不移床,由一台设备完成。而其他手方式都是由至少两台设备完成。一台设备做"瓣",另一台设备做"度数"。

检查后,有些人适合做全飞秒,有些人适合做半飞秒,这两种手术都能获得很好的视觉质量。

(7)屈光近视手术配合难度:"激光一照,眼镜摘掉",说明这种手术对于患者来说很简单。大家可以问问做过手术的患者,确实比较简单。手术 10 分钟,术前检查要耗费几个小时的时间,详细完善检查的目的是选择最适合的手术方式。

(8)手术室现场照片展示:有人会说手术室阴森森的,让人紧张。大家不必紧张,在手术时间较长的半飞秒手术间,工作人员会播放不同风格的音乐让大家放松。有人会问,工作人员怎么都不做近视手术,不是的,在我们医院,近视的工作人员眼部情况允许的基本都做过手术。所以,他们更加理解你的心情,工作起来也更随和,更贴心。

(9)手术疼痛程度:手术疼不疼是大家最担心的问题。一滴眼药水就解决了手术麻醉问题,一刹那的手术点一滴眼药就搞定了。一滴眼药 16 秒起作用,可以持续约 14 分钟效果。这种眼药在术前会滴 3～4 次。

(10)术中配合:患者在手术床上如何配合? 放松是最好的配合。听指挥,让干啥干啥,让睁眼就睁眼,让看灯就看灯。患者躺在床上最舒适的位置就是做手术最好的位置,所以安安静静地躺舒服就行了。双眼放轻松,平静呼吸,不要憋气。

(11)术后注意事项:做完手术以后正常生活和工作就好了。注意要科学用眼,电子产品尽量少用,纸质的文件好一些,但也得注意。如要长期使用电子产品怎么办?可在看手机和电脑时戴一个防蓝光的眼镜,滤过一些有害蓝光。手术后戴眼镜可以防止用手去摸眼睛,防止外面的灰尘吹到眼睛里。

(12)术后恢复:术前检查时,你会发现一个神奇的现象。当你按照医生的方法看小洞时,有一只眼睛看不见。为什么呢?这是因为两只眼睛在看物体时分工不同,两只眼睛的清晰度是不一样的。两只眼睛都看得特别清晰就会相互影响,造成头疼眼胀不舒服。所以说术后一只眼好一些,一只眼弱一些是正常的。

2.科普答疑

医生的科普答疑在会议活动中至关重要。医生既要体现出专业又不能太专业,回答问题是对智商和情商的综合考验。

【医生集体宣教示范】

1.请问近视手术的安全性,对后期有什么影响?

我们国家1993年引进这个技术,一步一步发展到今天,从最初的表层手术到现在的全飞秒手术,这种手术是非常成熟的。在目前所有的眼科手术中,屈光近视手术是最安全、最轻柔无痛、效果最好的手术,只要你选择一家合适的眼科医院,选择有一定培训资质的医生手术,都会取得很好的效果。我们大家想象的会不会造成眼睛失明,会不会将来看不见,这种伤害是不会发生的,所以大家可以非常放心地走进专业的医院。至于你是否可以手术,可以做哪种手术,手术后可以达到一个什么样的效果,进行专业的检查后医生会给你提供一个专业、安全、合适的手术方案。

2.我的眼睛受过伤,散光 300 多度,可以做近视手术吗?

如果你的角膜厚度够的话可以的。而且近视手术有很多种方案,你可以进行一个全面的评估检查。如果角膜只是很小一部分的浑浊,是不影响激光手术的。我曾经有一个患者有角膜薄翳,因为他本人非常渴望做手术摘镜,我就给他做了全飞秒手术,其实当时不建议他做全飞秒手术,但是做完了以后效果是非常好的。所以角膜轻微的浑浊,对医生的技术要求很高,但也不是大的问题,建议你先做一个评估,然后我再给你提供建议,看做哪种手术更合适。

3.以前听说过一个吓人的说法:人这一辈子眼睛只能做一次手术。这是我最害怕的,所以做完近视手术之后,还能做白内障手术吗?

我先问你一个问题:人是不是一生只能经历一次高考?所以你走进手术室也可能不止一次。做完手术之后,将来你再近视了,只要你的角膜厚度足够,你还可以再做近视手术。将来如果你得了白内障、青光眼、视网膜脱落,还是可以再做其他手术。这个手术只是在角膜上的手术,其他的手术都不影响。只是在做其他手术的时候,一定要考虑到以前做过角膜的手术,你的角膜上光学界面已经发生了改变就可以了。

4.做完手术之后需不需要定期做检查?术后生活方面有没有什么限制,比如几点钟要睡觉,几点钟要起床?

从你的问题就知道你是一个非常细心的人,所有的事情都安排得非常合理。作为医生,我非常高兴有这样的患者,特别愿意跟这样的患者合作。所以我给大家的建议是:术后一周,如果没有什么特殊的事情,一定要找你的手术医生去复查。为什么要这样呢?因为我们知道,虽然全飞秒手术非常好,只做两个毫米的切口,但即使是切口再小,都有一个愈合的过程。第一个星期是最关键的时期,如果在屈光术后第一个礼拜出现问题,一般来说都可以迅速解决,没有太大问题。或许大家已经体会到了,医院的术后复查中加入了屈光度和曲率检查,这些检查对评估你的手术情况和恢复情况很有帮助。当你不能来复查的时候,也可以在当地复查,医院的客服可以把你在外院的复查结果送到专家那里,给你提供一些康复建议,这样你就可以安心得到医院的专业术后复查建议答复。需要强调的是,术后一周的复查非常重要,一定要重视并做好术后复查。

5. 全飞秒手术做完之后不可以剧烈运动吗?

全飞秒手术最大的一个特点就是 2 mm 的小切口,所以运动不受限,即使是专业的足球运动员、篮球运动员、拳击运动员或者武警、特警,都是可以做这个手术的。所以,作为非专业的运动人员来说,运动一定没问题。

6. 我听说有一个人 58 岁,他之前做过这个手术,后来他打篮球导致视网膜脱落,这是怎么回事?

其实大家有一个错误的概念,就是把手术的风险和近视眼本身的并发症混为一谈。我来解释一下手术风险。手术风险是指由于手术原因(手术、术后恢复过程中)出现感染,或半飞秒手术角膜瓣错位,这种情况是手术造成的。像视网膜的脱离、眼底出血,这是近视眼本身的一个并发症,即使你不做手术每天躺在床上,和你做手术发生的概率是一样的。所以,你听说的视网膜脱落,是近视眼本身带来的问题。比如近视患者视网膜脆弱,在发生外伤之后发生了脱离。所以,我们不能把近视眼本身存在的问题归结为手术并发症。几年前台湾地区有谣言说 10 年以后很多患者眼睛都看不见了。这个事件影响很大,为这个事情,我还专门去台湾做了一个讲座。那为什么会有患者 10 年以后看不见了呢?因为我们看东西是远处的物体反射的光线,通过角膜、晶体折射到我们眼睛的视网膜、黄斑中心上,但有些人因为黄斑出了问题,发生了黄斑出血、黄斑变性，甚至是视网膜脱离。就像是照相机底片出了问题，即使镜头再好，也是没有用的，也是看不到一个清晰的成像的。所以，我们现在通过眼底 OCT 检查，在术前就可以评估患者黄斑的情况，有没有萎缩，有没有变性，有没有新生血管，都可以在术前检查出来。术后不断地跟踪眼底的情况，也为我们的眼睛提供一个保障。而且并不是在做完手术之后，我们的眼睛就不需要关爱了。关爱眼睛是一辈子的事情，要定期做检查。现在跟视光相关的技术发展得非常快，如果你眼睛出现问题，及时到医院做一个检查，就不至于最终影响你的视力。

7. 做完手术后生孩子还能顺产吗？

这个问题不是你一个人的问题，我经常碰到怀孕七八个月的孕妇，跑到我这来问这样的问题。我想说的是，做了近视眼手术，不论是做表层手术还是基质层（半飞秒）、全飞秒，都不要担心生孩子的问题，你想怎么生就怎么生，生几个都没问题。为什么呢？给大家举个简单的例子，剖宫产的产妇过了几年之后，她还完全可以正常的怀孕和生产，眼睛做了这么小小的一个手术，怎么会影响生孩子呀？所以，这个问题不用做太多的考虑，因为是没有道理的。那为什么产科医生建议你到眼科医院来检查呢？产科医生是考虑到在怀孕的过程中有没有眼科的并发症，有没有眼底的一些问题，是否需要及时诊治，而不是因为你做了手术。

8. 手术后的复查时间和地点有要求吗？

我强烈建议术后一周的时候，所有的患者都要在你手术的医院复查。因为如果你出现了问题，医生及时处理调整便不会影响你最终的效果。只要你是在医院出了问题，比如术后不慎有轻微的感染，那及时的处理之后便不会伤害到你的眼睛。如果你有角膜的皱褶或者轻微错位，医生给你及时处理之后，你最终的结果都不会受影响。如果你不来医院，几个月以后再来处理，那就不一定能达到最佳治疗效果。所以，术后一周不论你在哪家医院手术，我都强烈地建议你到做手术的医院做术后复查。因为你的手术医生最了解你的情况。术后一周之后，就可以在当地有资质并了解屈光手术的医院复查了。

9. 近视眼遗传吗？

这个问题我经常跟近视眼的朋友开玩笑。如果你已经是现在这个视力了，就不要再想了，也不用自责，600 度以上的高度近视是有一定的遗传因素的。如果你还没有结婚，而且有 1000 度的近视，那你就找一个正常视力的人或者轻度远视的人，千万不要再找一个近视 2000 度的人，两个人都高度近视就尽量不要成为夫妻了。

10. 孩子如何防控近视？

遗传是近视发病的一个主要因素。亚洲人近视的发病率是非常高的，白种人一般都是低中度的近视，高度近视的很少，黑种人戴眼镜的人很少，并不是因为他们不爱学习，而是说遗传因素是非常重要的。但是环境因素没有影响吗？近视是多因素决定的，首先最重要的是遗传因素，其次后天的环境因素的影响也是很大的。现在公认的说法是，如果父母有高度近视，那孩子从小就要注意均衡的饮食，适当的室外活动。室外的阳光刺激对眼球的发育是有积极正向的作用的。现在的孩子尤其是城市里的孩子，户外活动的时间很少，所以我们在关注孩子学习的情况下，一定要鼓励孩子在课间 10 分钟的时候到室外活动，适当的阳光对眼睛是非常好的。另外就是不要过度用眼，比如早教的孩子、幼儿园的孩子，看电视的时间最好每次十几分钟，小学生一次看电视的时间不要超过半个小时。所以，环境因素决定了我们要均衡饮食，适当锻炼，减少用眼时间。我们可以整体的用眼时间较长，但是中间休息个十分钟八分钟，这对我们的大脑和身心健康都有好处。健康是最重要的，只有健康才能学习好，如果不健康，学习也是很短暂的。

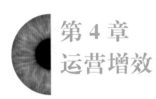

第 4 章
运营增效

4.1 屈光手术价格策略

低价策略,真的可行吗?同样的手术,只要我价格更低就能在市场中取胜。事实是这样吗?

关于市场价格,有两个基本规律:

①高价上市,先难后易;低价上市,先易后难。

②高价打败低价是市场的常态,而低价打败高价是个案。

在屈光手术潜力巨大的城市,全新的全飞秒屈光手术中心准备进入市场,如何能迅速吹起号角,赢得市场,这时需要高薪挖人＋高价策略＋学术活动。

高薪确实可以吸引人才,这些人才大多具有一定经验,但很难迅速形成优势团队,团队配合需要时间。

对于大部分初创医院来说,高价策略相对容易成功。低价成功的传奇故事,之所以称之为"传奇",是因为它本不该成功,但成功了。低价策略难度相当大,除非有竞争对手几乎无法触及的渠道资源、利润高的众多手术品类、多样的盈利模式、显著的成本优势。

　　低价确实对那些关注手术很久，略有"研究"的人群有一定吸引力。但医疗行业比较特殊，患者对手术安全的需求大于价格本身，因此低价加剧"质疑"。小幅降价，患者增加不明显。大幅降价，又支撑不起。初创屈光中心想提升知晓度就必须主动做市场推广，只有合理的定价（或者说合理的利润空间）才能支撑更多的推广活动，否则就会淹没在同质化医院中。而市场推广是需要费用的。费用从哪来？薄利手术无法支撑后续一系列的市场活动。运营和会员活动都因为没有利润支撑而变得"简陋"，参与的客人少，引流效果就不会好，劳民伤财，使得工作人员士气和战斗力急剧下降。如果后续没有足够的资金注入或者出现手术的小差错，那么就会加速灾难发生。

　　从长远看，降价容易，涨价难。低价时患者将口碑传播出去，带来"关注低价"的潜在患者，推行高端手术便难上加难。在首推低价的医院，医生的价值也被看低，潜藏的医疗风险更大。

　　每当手术高峰期到来前，就有医院发起"低价引流"战争。有些医院认为低价引流是短期策略，对医院定价没有影响。其实，从统计数据分析，降价活动当月手术量确实猛增，而随之而来的是后期数量的骤减，之后数量再次回升，再进入下一个优惠促销循环。降价活动其实是"刺激"行为，刺激那些犹豫的患者。其实，这些患者原本就是医院"潜藏"在池子里的鱼，医院很难用策略吸引原本就没"动心"或者已经"得罪"的患者。因此，从长期跟踪数据来看，全年的手术量并不会因为降价而猛增。

　　低价策略引来的人潮加剧了门诊检查和手术的工作压力，"没人理、没处站、没处坐"的就诊体验不好。屈光手术的患者通常会辗转几家医院进行对比，再决定手术地点。主动发起"低价战争"看似争取患者，其实是在扰乱市场。屈光市场需要所有眼科医院通力合作，而不是零和博弈，合作才能共赢。

4.2　屈光手术图文推广文案技巧

活动文案作者其实是坐在电脑前的销售。成功的文案是产品成交的助推器,然而,只有极少数文案能做到这一点,绝大多数的文案最终还是逃不过无人问津的命运。那么,到底是什么原因引领文案最终的成功呢?

4.2.1　文案成功的要点

1.文案不是巧用文字,而是让文字产生应有的效果

"文案"是广告文案的简称,活动文案作者其实是坐在电脑前的销售。

2.处在不同阶段的屈光中心需要不同的文案

(1)品牌文案:文案的目的是让用户认识品牌,信任品牌。文案的特点是展示品牌名和品牌特点。例如,"有问题,上知乎""RIO 在,超自由",一款家庭厨房共享软件的文案是"回家吃饭"。

(2)销售文案:销售文案的目的是让客户参加活动,购买产品,激发评论并转发。文案的特点是给客户一个立刻行动的理由。例如:"进口家电,满 2000 元送 1000 元。""这个假期手术免费做:激光近视手术五人成团,一人免费。"

3.为什么文案"挺炫",费尽心思没效果

例如,某购物网站的头部广告语"质守慢成长",画面是一个小孩抱着玩具。问题是,这是一款童装广告还是玩具广告呢?年轻的妈妈无论是想买玩具还是想买童装都很难选择点击进入。所以,无论是活动优惠信息还是手术直播活动都要明确直接地表达,很多用户都很忙,没时间去玩"猜猜看"。

4.卖点太多了,到底说哪个

很多品牌觉得值得骄傲的卖点太多了,恨不得把文案填得满满当当。这种信息过载的结果是客户一个关键特点都没记住。如何排序筛选呢? 第一,列出所有卖点;第二,按客户关注度排序;第三,找差异,尽可能对跟同类产品不同的地方重点宣传。

5.文案怎么写

例如:"柔软舒适,让双脚更舒适。""前后 200 万,拍照更清晰。""全飞秒手术无瓣、轻柔,手术更安全、舒适,适合喜欢运动的年轻一族。"观察这些文案,"特点＋益处"是海报文案的必备框架结构。这种框架特点是与客户有关。客户不关注你的产品有多好,只关注这一切给自己带来了什么。因此,海报文案要在写明特点的同时说明给客户带来怎样的好处。好文案,能直接让客户明白,不必过多思考。这一特点在屈光中心现场咨询回答客户问题时同样适用。

6.表达的艺术

A.请问,可以让我先插队买一张火车票吗?

B.请问,可以让我插队先买一张火车票吗? 我有急事。

C.请问,可以让我插队先买一张火车票吗? 我必须回去。

数据显示:60％的人同意让 A 插队;当出现"我有急事"这个理由时,有 94％的人同意让 B 插队;C 看似荒唐的理由仍然有 93％的人同意。当给对方一个理由时,要求更容易被接受。无论是理性的细节、数据、理由,还是感性的故事、案例,都会增加对方的信任感。

利用权威机构授权增加信任:如"美国航空航天局(NASA)宇航员接受屈光手术"。

利用数据增加信任:如×××奶茶的广告"一年卖出 10 亿杯,杯子可绕地球 3 圈"。

用效果增加信任：如"××眼科10年赢得百万信赖"。

用细节增加信任：如"××酱油天然鲜，晒足180天"。

用客户口碑增加信任：如朋友圈晒术前术后照片。使用客户口碑时需要特别注意：①举例具体：能够体现手术前后的对比和区别，能展示手术前后感受的不同；②用户标签：建议明确用户人群，比如手术前眼睛的具体情况（近视700度或散光400度），让相应的人群感受到适合自己。

7. 海报文案中优惠的奥秘

价格有对比，客户才能感受到优惠。例如，"检查费原价699元，活动期间只收9元，仅限今天"。

海报中还可以运用人们的从众心理，推出爆款和热销，例如奶茶店"开业30天，超过3000人喝过的奶茶，你要不要来一杯"。

8. 文案中有"动作指令"

在活动文案中，我们可以运用"动作指令"，通过文字和图片引导，让客户做出下意识的动作。比如扫描二维码，点击链接，转发他人等，加入一些类似于箭头、按键的图标，促使客户下意识点击参与。既然用户已经心动了，就要让他行动起来。

9. 文案中不能只描述独特的特点，也要考虑打消用户的顾虑

例如："××中医药大学潜心研究20年，草本配方，28天调理健康头皮。我们不相信立竿见影，因为物极必反。"

10. 文案内容把握

凡是不能为活动文案核心目标服务的内容，统统删除。

11. 活动文案吸引观众70％靠标题，20％靠封面，10％靠内容

当今，信息爆炸且极度碎片化。我们常常在一篇文章上停留的时间短暂到无法想象，基本上是2～3秒钟扫一下标题，没兴趣就会立刻放弃。所以，一篇文章标题的命名是否吸引读者就直接决定了这篇文章的传播力度。

12.好的活动文案是想让读者传播出去,而不是单纯的阅读

从前我们看到一篇文章觉得好,没法传播,因为当时没有手机,也没有其他渠道分享。但现在,我们看到一篇好文章,只需手指点一下就可以分享给朋友、同学、同事。

所以,我们文章标题的设计目的是让读者传播出去,而不是看完就算了。毫无疑问,一个好的标题带来的流量是巨大的。它能让文章产生成百上千倍的传播,并且能得到各大平台的大力推荐,进一步增大转发量与曝光率。

4.2.2 文案标题怎样写吸引大众注意

文案的第一步,毫无疑问就是吸引读者注意力。只有成功吸引读者,才能进行下一步的操作。吸引注意通常都是由文案的标题来完成的。

标题应尽量保持其真实性,不能为哗众取宠而太过浮夸,否则读者会感受到欺骗。

标题有 3 个功能:传递信息,吸引读者注意,促进传播。

读者先看到标题,再决定是否打开文章阅读。如果读者在看到标题时不感兴趣,文章内容精彩也无法传播出去,甚至之前的努力全部付诸东流。所以,书写标题时要做到吸引点击,而不是概括清楚。最好的做法是将文章内容高度概括的同时往吸引点击的方向优化。

例如,原标题为"不要那么悲愤,这个世界不欠你的",优化后标题为"我一个 6 年的闺蜜拉黑了我"。原标题这句话基本概括文章中心思想,但是读者不一定会点击文章详细阅读,而优化后的标题虽然看不出文章的核心内容,却更加吸引读者点击。文案标题常出现的误区是试图用标题把文案或视频内容概括清楚,而不是

为了吸引读者。

吸引读者注意的 7 种标题类型：

1.提问反问式

通常标题上会提出一个读者渴望得到答案的问题，引起读者的阅读兴趣。

例如："情人节分手，为什么呢？""全球限量 11 台，地球上最快的城市车，你猜卖多少钱？"

2.名人标签式

例如，如果把史玉柱、张小龙、马云、吴晓波、李嘉诚等名人用在标题上，会引发更高点击率，提升阅读量。比如，"史玉柱的管理心得""曾被马云禁播的视频"。有一篇文章叫作《李银河说：未来婚姻制度终将消失》，文章原来每天数百阅读量，用了名人标签之后，文章阅读量每天一万多，较之前有了大幅提升。

3.实用技巧式

标题内容对读者的使用越有价值，转发率越高。

例如，"Phone 快捷输入技巧大全""新媒体达人必备 9 大神器"。一般来说，如果文章内容有实用价值，收藏比例会比较高。

4.预留悬念式

预留悬念式就是留下悬念，引发用户一系列的遐想。

例如，"这就是你日日夜夜想要的……"标题的目的是引起读者的好奇。

5.热点事件式

如果我们结合最新的热点事件，文章的关注度就会较高。

例如："2016 年互联网薪酬报告！你在哪一档？"

6.违反常理式

通常内容反常理时会吸引读者的注意。

例如："别跟学医的人谈恋爱！"

7.数字概括式

例如:"冬季大衣免洗清洁法,5招告别顽固污渍。"

4.2.3　优质的文案内容是基础

好文章应该是"好标题＋优质内容"。

标题好可以带来阅读流量,但如果内容不好,读者依然会点击文章后跳出离开,无法对这些点击流量进行进一步转化。

所以,好标题是在内容优质的基础上,起着锦上添花的作用。我们应该将更多的精力花在内容的制作与优化上,在此之余,再去做标题的工作。

4.3　活动策划与运营执行

没准备好等于为失败做好了准备。屈光中心运营活动到底起到什么作用? 怎样的活动运营频次才合理又高效? 评价活动成功与否的关键是什么?

提到线上、线下活动,总是几家欢喜几家愁。有人疑问重重,有人秘诀在胸。良性运营的屈光中心通常会定期举办各种形式的活动。线下活动推介医院、专家,推介手术,进行科普宣传的同时,也为线上推广积累了素材。

医院往往希望通过有创意的活动策划,结合现场工作人员的良好配合,让现场及在线观看的潜在客户更加了解医院。当然,医院更希望通过个性化的创意惊爆全场,粉丝数飙升或者转化率超级高,梦想着一次活动就可以实现高效传播,带来大量的门诊患者。实际上,完美的活动运作成本非常高,投入产出比未必理想。不同城市的活动针对人群文化差异也很大,比如在中国南方城市某爆款活动,原样平移到其他城市,活动效果会非常有限。因此,活动运营的关键不是创意,而是结合天时地利人和,低成本、高转化的活动策划可遇不可求。

好活动的基础是稳扎稳打、定期举办有主题、有明确目标人群的活动,再结合工作人员良好的活动邀约水平、现场服务与转化水平以及定期跟进服务,才能让屈光中心品牌因活动而不断增值,促进门诊量持续增长。

4.3.1　活动筹备期

突如其来的活动投放基本等同于大海捞针。

第一步是调研。活动的核心受众人群有哪些?这些人群最关注哪些内容?通过活动达到哪些目标?单纯做品牌拓展?线上关注量是否增长?

第二步是策划活动。策划要有"底线思维",把活动细节以及突发状况预案计划好。活动策划要从数据分析做起。

第三步是筹备。活动前筹备包括活动的文案表格、图片、海报等。

第四步是执行。在执行阶段需要关注活动的数据以及用户在活动中的状态。

第五步是复盘。活动多次进行,若没有大幅进步和提高,是因为复盘不足。没有复盘就不知道哪里做得好,哪里做得不足。

1.年度活动规划

有计划、有节律地定期举办线上线下活动很关键。我们先从年度总体活动计划谈起,屈光中心通常在上一财年第四季度就开始计划接下来一整年的活动策划方案。可以参考表 4-1～表 4-4进行规划。

屈光患教咨询

表 4-1　　　屈光中心活动策划与执行——年度活动计划

月份	活动级别	类别	活动主题	针对人群	预计投入	产出记录
1月						
2月						
……						
12月						

表 4-2　　　　　　文案准备跟进表

活动主题	×××大型主题活动						
活动时间	××年×月×日						
序号	活动环节	撰稿内容	输出格式	截稿时间	撰稿人	对接人	备注
1	活动预算	预算表	Excel	×月×日 18:00	×××		
2	活动方案	创意案	Word、PPT	×月×日 18:00	×××		
3	活动执行	执行案	Word、Excel	×月×日 18:00	×××		
4	嘉宾邀请	邀请函	Word、H5	×月×日 18:00	×××		
5	活动通知	通知话术	Word、Excel	×月×日 18:00	×××		
6	活动物料	文案素材	Word	×月×日 18:00	×××		
7	活动开场 VCR	脚本、图片	Word	×月×日 18:00	×××		
8	篇章过渡 VCR	3 个脚本	Word	×月×日 18:00	×××		

续表

序号	活动环节	撰稿内容	输出格式	截稿时间	撰稿人	对接人	备注
9	活动主持串词	串词稿	Word	×月×日 18:00	×××		
10	活动主持手卡	手卡排版	PPT	×月×日 18:00	×××		
11	嘉宾演讲环节	演讲素材	PPT	×月×日 18:00	×××		
12	活动新闻稿	新闻稿	Word	×月×日 18:00	×××		
13	现场解说词	剧本	Word	×月×日 18:00	×××		
14	活动颁奖	颁奖词	Word	×月×日 18:00	×××		
15	微信稿件	图文编辑	微信图文	×月×日 18:00	×××		
16	微博稿件	图文编辑	微信图文	×月×日 18:00	×××		
17	效果投放	数据整理	Word、Excel	×月×日 18:00	×××		
18	项目报告	项目总结	Word	×月×日 18:00	×××		
19	其他						
备注	活动文案准备跟进表尽量细化,责任到人。 Excel 为表格,Word 为文档,PPT 为幻灯片,H5 为第 5 代超文本标记语言。						

表 4-3　　　　　　　　　线上活动策划方案

项　目		内　　容	专项责任人	完成时间截止	备注
策划阶段	活动主题	填写活动主题(题目)			
	活动目的	1.节日营销,周年庆,活动促销,会员回馈 2.增加××平台粉丝量 3.收集××案例			
	活动时间	××年×月×日			
	活动对象	成人近视、散光适应人群			
	活动优惠	1.一等奖×名,可享受×× 2.二等奖×名,可获价值××元抵用券(原价××元) 3.参与者可在××日期间享受××元价格(原价××元) 4.所有优惠不叠加			
	活动方式	1.活动方式:线下/线上/直播 2.微信朋友圈发送规定图文 3.微信订阅号推出本次专题 4.公众号图文推送			
	客户参赛要求	1.积赞:参与者发送规定图文至朋友圈获赞×个以上 2.提交:参与者发送朋友圈获赞截图至××公众号后台 3.规则:朋友圈点赞数+文章点赞数+排名,获奖者可享受××			

续表

项　目		内　容	专项 责任人	完成 时间截止	备注
准备 阶段	活动前 准备	1.征稿微信通知,微博及网站宣传 2.回访流失未到诊患者参与活动 3.回访院内流失未手术患者参与 活动			
执行 阶段	活动执 行流程	1.确定方案 2.对接活动院区做好活动宣传 3.网站、微信、微博宣传 4.整理并发布投稿,记录点赞数 5.确定评分流程及标准 6.截稿及排名通知 7.直播公布获奖名单 8.活动效果汇总			
复盘 阶段	活动后	3 日内报表分析,包括转化率、获 奖名单、案例			

表 4-4　　　　　　　　　年度营销计划

项目	内　容	责任人	备注
活动主题	××××		
活动时间	每季度一次		
活动对象	高度近视人群		
往期总结	通过第×季活动,现有×位参与者加入××活 动,最高投票数为×票,直播观看人数累积达 ×人次		

99

续表

项目	内　　容	责任人	备注
活动目标	1.提高院内手术转化占比:现有占比×%,提升为×% 2.通过活动新增公众号粉丝×人		
营销方式	微信公众号＋微博＋直播＋网站＋院内展板		
具体内容	1.微信公众号推文每×天一次汇总公布报名进展(预计×次) 2.医院微博推送,每日更新带有××的话题推文(预计×次) 3.直播计划:每月一次(预计×场,提升观看人数×万人次) 4.官方网站专题报道(长期) 5.院内展板宣传(长期)		
活动效果反馈	开奖直播后三天内,反馈获奖信息		

注:

1.活动预算主要包括嘉宾及主持人费用、舞台设备及场地费用、媒体宣传费用、物料设计氛围营造费用。

2.活动级别包括年度大型活动、月度活动、小型科普活动。根据人数可以分成100人以上的大型会议、50人左右的中型活动、10人左右的小型活动。

3.活动类别包括科普类(专家面对面)、优惠促销类、会员回馈类、手术直播。

4.线下活动主题与活动类别相关。

5.明确针对人群:高度近视者、检查未手术者、到院未检查者、贵宾会员、异业联盟。

2.单次活动策划

对于单次活动策划来说,要从明确活动主题开始。主标题是用来传播的,所以一定要足够简洁,朗朗上口,便于传播。副标题可以做补充说明。如果用户对你的活动不够了解,看到副标题就可以清晰地了解活动主题和主要内容。

除了明确主题外,还应明确活动预算、活动级别、目标人群、活动载体、配套资源、活动形式、时间节点和参与人员。

活动前的筹备期首先明确的是目标,包括定位目标人群、设定过程目标和预设结果目标。有了目标才能确定活动形式和活动主题,并确保所有设计、包装、流程都要围绕主题充分展现。

(1)线上活动:医院很难通过活动吸引所有的患者,每一次活动都要有明确的目标人群,比如 600 度以上的高度近视者以及征兵专场、银行工作人员专场、大学生专场等。而结果目标指的是数据达成结果,比如通过活动增加医院公众号粉丝数量,增加微信群人数,增加预约人数等。过程指标是指活动执行情况,执行的质量如何。线上活动相关内容如表 4-5～表 4-8 所示。

表 4-5　　　　　　　　　活动礼仪培训表

活动时间:　　　　　　　　　　　　　　　　　活动负责人:

工作内容			总人数	工作时间
礼仪熟悉场地(熟悉用餐区、酒店区、主会、分会,熟悉贵宾室环境及卫生间和主会场入径),分别进行培训,强调第二天上岗时间			礼仪 5 人	20:00～20:45
项目	位置	类别	工作内容	工作人数	工作时间
活动前期	餐厅区:全日自助餐屏风区	礼仪	早餐见面会	1 人	7:40～8:30
	大贵宾(VIP)室	礼仪	熟悉 VIP 室环境及卫生间和主会场入径 VIP 接待工作,VIP 室环境维护,会议开始引导 VIP 至主会场	1 人	7:40～8:30

续表

项目	位置	类别	工作内容	工作人数	工作时间
主会场	主会场舞台两侧	引导（引导嘉宾就座和上下台）	负责引导 VIP 嘉宾就座：当 VIP 嘉宾进入会场，引导嘉宾到座位区，请嘉宾入座，行点头礼后离开。负责引导演讲嘉宾上台：当引导演讲嘉宾上台时，应当让客人走在前面。礼仪单臂前伸走在侧面或后面。负责引导嘉宾下台：走在嘉宾身前，手势提醒嘉宾注意台阶。负责引领嘉宾参观展示区以及茶歇区。负责引领嘉宾回到 VIP 室或午餐区	2 人	8:30～11:00
活动颁奖	主舞台	引领	引领嘉宾至主舞台，配合嘉宾颁奖	5 人	11:00～11:30
晚宴期间	主会场	领导致辞引导	负责引导领导上台。引导方法：当引导领导上台时，应当让领导走前面，礼仪单臂前伸走在侧面或后面，随时递送麦克风	2 人	18:10
		领导致辞送酒	负责领导致辞敬酒环节，将提前准备好的红酒杯（已倒好酒）放在托盘上（铺红布），走到舞台上，站在领导侧边，将托盘上的红酒递给领导	2 人	18:20
		颁奖	负责送颁奖奖品（纪念奖、三等奖、二等奖、一等奖、特等奖）。当主持人宣布到了抽奖环节的时候，请礼仪微笑拿着放好奖票的奖箱上台，站在主持人身旁。当主持人颁布奖品，并请出奖品时，礼仪托举或捧着奖品上台，走至主持人侧边或发奖人身侧	4 人（1 人拿奖箱＋3 人捧奖品）	19:30～20:00

表 4-6　　　　　　　活动物料设计表

序号	区域	内容	画面内容	材料名称	数量	单位	尺寸（mm）	备注
1	外场	VIP 停车场指示	VIP 停车区→	背板＋木质写真	1	个		
2		停车场	停车场→	背板＋木质写真	1	个		
3		VIP 室指示	VIP 室入口→	背板＋木质写真	1	个		
4		内场入口指示牌	内场入口→	背板＋木质写真	1	个		
5		二层南门入口指示牌	二层南门入口→	背板＋木质写真	5	个		
6		合影墙		背板＋木质写真	1	个		
7		座位分区说明		桁架宝丽布	1	个		
8	内场	区域标示	化妆间	A3 铜版纸	4	个		
9		区域标示	工作间	A3 铜版纸	2	个		
10		区域标示	VIP 室	A3 铜版纸	2	个		
11		会场入口指示牌		A4 彩打	20	张		
12		内场座位指示牌 A、B、C、D 四区	A、B、C、D 四区	喷漆 L 钢板底座指示牌	8	组		
13		VIP 座位号贴纸		即时贴	14	个		
14		内场座位号贴纸	座位号范围	即时贴	900	个		

屈光患教咨询

序号	区域	内容	画面内容	材料名称	数量	单位	尺寸(mm)	备注
15	流程	KV(主视觉)						
16		辅屏 KV(4∶3)						
17		底图(颁奖串场 PPT)						
18		底图(抽奖 PPT)						
19		即时贴(抽奖)	KV 里皇冠	即时贴	90	个		
20		麦克风贴(主会)			8	个		
21		主持人手卡		250 g 铜版纸	150	张		
22		停车证	停车证(大巴车)	300 g 铜版纸	10	个		背面附地图(大巴车证加号码)
23			停车证(VIP)	300 g 铜版纸	60	张		
24		节目流程单	流程(带设计)		20	张	A4	
25		节目评分表格			20	张		
26	票证	胸卡套			810	个		
27		黑色绳	看台证、内场证		450	个		
28		蓝色绳	演员证、安保证		280	个		
29		红色绳	全通证		80	个		
30		全通证		150 g 铜版纸	80	个		

104

续表

序号	区域	内容	画面内容	材料名称	数量	单位	尺寸 (mm)	备注
31	票证	内场证	座位号A区1排1号~A区1排20号,抽奖号码	150 g 铜版纸	100	个		
32		演员证	抽奖号码	150 g 铜版纸	80	个		
33		看台证	座位号 抽奖号码	150 g 铜版纸	350	个		
34		安保证		150 g 铜版纸	200	个		
35		胸卡背面						
36		兼职粘贴卡	黑底+标志	即时贴	100	个		
37		内场门票		300 g 铜版纸	800	张		
38		外场门票		300 g 铜版纸	3300	张		
39	第一轮抽奖	手环+智能手机		KT板+实物	5	个		
40		相机		KT板+实物	5	个		
41	第二轮抽奖	电视		KT板+实物	5	个		
42		电子书+智能手机		KT板+实物	5	个		
43	第三轮抽奖	电视		KT板	6	个		
44		钢琴		KT板	5	个		

屈光患教咨询

续表

序号	区域	内容	画面内容	材料名称	数量	单位	尺寸（mm）	备注
45	第四轮惊喜大奖	大礼包	电视	KT 板	1	个		
46			智能手环					
47			单反相机					
48			游戏机					
49		5000 元上门美容卡		KT 板	1	个		
50		领奖处标志		KT 板	2	个		

表4-7

物料设计时间推进表

序号	项目	工作细项	开始	完成	1 三	2 四	3 五	4 六	5 七	6 一	7 二	8 三	9 四	10 五	11 六	12 七	13 一	14 二	15 三	16 四	17 五	18 六	19 七	20 一	21 二	22 三	23 四	24 五	25 六	26 七	27 一	28 二	29 三	30 四	设计师	实际完成日	备注
																																			执行要点		
	工作计划时间															2019年6月																					
1	活动背板	初制设计+打印电池安装阵	6月1日	6月5日																																	印刷清单（实物）
2	易拉宝																																				
3	门口海报																																				
4	会议材料																																				
5	流程单																																				
6	桌签椅签																																				
7	签到表																																				
8																																					
9																																					
10																																					
11																																					
12	活动主视觉设计	主视觉包含大喷尺寸、侧屏尺寸、背板尺寸	6月1日	6月5日																																	创意清单（非实物）
13	活动海报设计																																				
14	活动邀请函设计																																				
15	活动开场视频																																				
16	活动di短视频素材																																				
17	嘉宾邀请PPT																																				
18																																					
19																																					
20																																					
21																																					
22																																					

制表人：　　　　　　总经办：

107

表4-8 活动现场验收清单

搭建负责人(联系方式)： 活动时间： 活动地点：

供应商(联系方式)：

序号	安全验收	是否合格 (细节备注)
1	舞台主体结构是否稳固,是否安全	
2	舞台台阶是否与舞台固定在一起,以免踩翻发生安全事故	
3	饰面地板是否容易打滑	
4	1 m以上舞台的台阶两侧是否有扶手	
5	二层结构扶手是否足够牢固	
6	看台四周是否有围栏保护	
7	后台区是否有弱照明,以免发生演职人员跌倒事故	
8	临时搭建的场景是否设置了安全应急灯和安全出口标志	
9	消防设备是否都在合格期限内	
10	大型项目是否有专人负责舞台及结构安全、电力安全、消防安全巡检工作	
11	是否存在其他的明显的安全隐患	
序号	是否有必要的遮挡	
12	不符合活动调性的场地原有的设施或墙面,是否做了遮挡	
13	场地方的标志(logo)是否需要遮挡	
14	以往活动中遗留的无关制作物是否需要移除,比如路旗等	
15	己方制作物的龙骨基础结构是否在来宾的可视范围内,是否有必要遮挡	
16	视频设备的支撑结构是否需要遮挡,比如雷亚架	

续表

序号	工程质量（画面质量）	
17	企业立体 logo 是否横平竖直	
18	平面喷印 logo 是否有虚化现象	
19	发光 logo 的发光面是否均匀	
20	文字内容是否有错别字	
21	画面是否足够清晰,是否有虚化现象	
22	画面是否会偏色严重	
23	纸类画面拼接是否错位严重	
24	纸类画面是否平整,是否有鼓包现象	
25	布类画面是否有褶皱现象	
26	画面是否有划伤	
序号	工程质量（结构质量）	
27	饰面地毯是否平整	
28	各种不同材质的墙面是否平整	
29	渗光灯带是否平直,是否刺眼	
30	喷漆制作物是否有橘皮现象	
31	展车上下舞台是否顺畅,是否会托底	
32	所有材质(包括地面、墙面)是否存在较大色差	
33	舞台和看台是否居中搭建,是否有偏台现象	
34	家具的摆放是否经过拉线找直	
35	贵宾区家具和舞台上的家具是否干净、整洁、牢固	
36	舞台机械设备(比如升降舞台、旋转舞台、开合屏幕)运行是否足够顺畅,噪音是否可以接受	

续表

序号	合理化和舒适性	
37	柜体、吧桌高度及其他尺寸是否符合人体工程学	
38	演讲台的高度和演讲者的身高是否匹配	
39	首排 VIP 嘉宾观看大屏幕的视角是否舒适	
40	看台上所有的座椅位置是否都能够无遮挡地看到舞台	
41	舞台区域各种线缆是否都已经隐藏在舞台下面	
42	制作物摆放的位置是否合理,是否有更优化的方案	
43	空调制冷制热效果是否充足,室内温度是否舒适	
44	临时搭建的封闭空间(尤其是 VIP 室)是否有异味	
45	如果室外需要客人排队参与活动项目(比如试驾),是否需要设置遮阳棚或防雨棚	

(2)线下活动:线下活动主题众多,比如专家讲座、高度近视专场、成功案例分享、优惠促销、庆典及学术活动,围绕主题设定活动内容。专家讲座类关键人物是专家,专家是整场活动的王牌。活动要着力突出专家的专业权威性,从深入浅出的专业知识讲解到专家从医经历介绍、帮助患者解决病痛的故事、背景介绍都要体现专家在学术领域的贡献,以此来影响潜在客户,解除他们内心对于专家的顾虑和困惑,增加信任度。工作人员要提前准备好围绕专家学术地位的介绍及开场视频,在活动热场时及活动片花中循环播放。

如果活动策划主题是从深入了解疾病的角度,那么可以将近视领域的先进技术作为切入点,展示医院的技术优势,从而促使患者倾向选择医院。如果策划方案是从医患共情的角度,那么可以从引发潜在客户共鸣的活动开始,引入术后患者体验分享的内容,增强可信度的同时拉近医患之间心的距离。从回馈客户的层面，可以在岁末或者值得纪念的日子感恩回馈曾经的患者(会员)，从而引发转播效应。

常见的活动：××博士全飞秒讲座；××高度近视专场讲座；全飞秒手术现场观摩会；睛彩绽放，浪漫之旅——××摘镜大讲堂；无镜视界，轻松实现——全飞秒手术全体验。

3.活动前期推广的意义

活动前充分推广很重要，可以推广的载体配套资源特别多。配套资源简单来说就是设计资源、开发资源、传播资源和运营资源，到底有哪些资源现在可以用，在活动策划之前就要把它们列举出来。

微博类似购物广场，所有登录微博的人都能看到医院的传播内容。微博的好处是平台够大，缺点是不聚焦不精准。

微信更像是服装卖店，可以借助朋友圈进行不断地裂变，再通过微信群进行陌生流量的转发。

直播和短视频：用户喜欢短视频，信息量大，有视觉冲击。比如西瓜视频、360 视频平台。

活动的宣传与推广意义在于吸引关注。一方面可以吸引潜在客户到现场参与活动，另一方面可以吸引大众目光"种下好种子"，为客人持续关注提供理由。无论多精彩的活动创意都有可能部分用户无法脱身参加，但他们会通过自媒体方式关注后续报道，比如微信群、朋友圈、微博、抖音等。如果活动"有趣""好玩""有用"，潜在用户将可能有意愿参加后续举办的活动。因此，活动的电话邀约和后续跟进比活动前的推广更重要，更有意义。

活动推广同时会吸引业内同行的关注，树立医院在行业内的品牌地位。医疗领域的竞争不同于其他领域，医院之间既有潜在竞争，又要合作共生、相互支持，打造良好的医疗环境。

在活动运营中,首先要运营好核心用户和长尾用户。核心用户二八原则中20％的用户贡献80％的流量,而这20％的核心用户是真正有影响力的人。活动中,医院应重点了解这些核心客户对活动的建议和意见,使得这些客户更愿意分享。而对于那80％的长尾用户,他们数量巨大,影响力甚微,甚至有些用户参加活动时发现拿不到奖品或优惠直接放弃参与活动。针对这类客户,可以加入抽奖机制,参加活动到一定的程度就可以参与抽奖。很多用户就会觉得自己参加一次也没有什么事情,分享一下没有什么损失,还能参加抽奖,还有可能得到一个大奖。在活动过程中不断增强这类客户的就诊信心,促使他们为活动增效。

在活动运营时,记得做好活动的二次传播。第一种是用户自发传播展示在其他未参与的用户面前,激发其他用户的兴趣。第二种是我们设计的引爆点或者好玩的活动细节、有趣事物是引发客户转发的因素。

活动媒体投放统计跟进表如表4-9所示。

表4-9 　　　　　　　　　活动媒体投放统计跟进表

负责人: 　　　　　传播周期: 　　　　　传播预算:

传统媒体	形式	链接	发布时间	效果统计	费用统计
央视	采访				
××电视台	采访				
××电台	音视频				
省级纸媒	报纸				
市级纸媒	报纸				
区域纸媒	报纸				

续表

自媒体	形式	链接	发布时间	效果统计	费用统计
抖音	短视频				
快手	短视频				
微信公众号	线上图文				
新浪微博	图文				
小红书	图文				
朋友圈广告	图文、视频				
社群	直播				
信息流媒体	**形式**	**链接**	**发布时间**	**效果统计**	**费用统计**
今日头条	线上图文				
网易	线上图文				
腾讯新闻	线上图文				
凤凰网	报纸				
移动媒体	**形式**	**链接**	**发布时间**	**效果统计**	**费用统计**
电梯、大屏					
地铁、公交					

4.3.2　活动执行期

好活动,三分策划、七分执行,卓越的团队执行力可以让三流策划呈现一流效果。

无论是线上活动还是线下活动,无论是从用户维护还是宣传推广,无论活动创意多好,活动的关键在执行。筹备阶段完成,活动开始,执行和运营也要启动。当活动开始之后,要对活动进行数据的监控。通过对数据的监控来保证我们整个活动更好更完整,能高效地运转,同时对活动策划进行微调。

卓越执行通常是建立在清晰规范表格基础上的。思路清晰，分工明确，落实到人，多部门合作时才能精准执行。我们可以参照表 4-10 跟进活动的进展与落实。

表 4-10　　　屈光中心会销活动策划与执行

项目名称	内容	项目负责人	时间
前期策划	活动主题 活动目的 活动时间		
	活动对象 优惠评奖内容 活动方式		
	参赛要求 具体内容 宣传准备		
	邀约准备		

流程控制		项目	工作内容	项目负责人
	执行流程	活动当日总指挥	总协调人	
		提醒组 暖场视频 签到组	活动前一天通知提醒时间及路线 暖场视频测试、播放 签到、登记、物资发放	
		领位 现场咨询转化 嘉宾组	领位、现场秩序维护 接待客户、解释沟通、转化 主持人及嘉宾流程沟通	
		颁奖组 缴费组 会后引领组	礼品发放、抽奖、颁奖 登记及缴费 活动后引领缴费、检查、电梯旁引领	
结果评估	活动分析评估	会后三日内报表分析转化率、成交率、粉丝增量		

活动总负责人：

1.活动目的

(1)节日营销,提高关注、认知和信任,提高患者转化率。

(2)增加公众平台粉丝量。

(3)收集案例。

2.活动方式

(1)单纯线上积赞抽奖。

(2)线上征集活动结合线下颁奖,同时进行直播。

3.宣传准备

微信、微博、公众号、科室宣传注意时间节点和发布频次的确认。

4.邀约准备

(1)征稿微信通知,微博及网站宣传。

(2)回访流失未到诊患者参与活动。

(3)回访院内流失未手术患者参与活动。

5.会前筹备的表格工具(见表 4-11～表 4-13)

表 4-11　　　　　　　　　线下活动分工及现场执行表

活动时间:××年×月×日　　活动地点:　　　　执行时长:3 小时
执行负责人:×××　　物料统筹:×××　　场地统筹:×××

工作部门	工作时间	工作内容	场地负责方			备注
			甲方人员	公司	场地方	
活动倒计时两天						
场地搭建	×月×日	1.进场手续办理,携带进场人员身份证,现场拍照 2.视频设备搬运至会场 3.确认所有工种搭建时间(详见搭建进度表) 4.场地配合将控制台所用的 7 张桌子及 15 把椅子准备好 5.发电车到位	×××公司	×××公司	×××酒店	

屈光患教咨询

续表

工作部门	工作时间	工作内容	场地负责方			
			甲方人员	公司	场地方	备注
活动倒计时 1 天						
物料准备	×月×日	1.通宵搭建 2.美工进场搭建 3.所有工作人员到位,兼职到位 4.网络布置及测试 5.兼职礼品分装,装入手提袋(220份手提袋内放 1 支笔、1 封感谢信) 6.会场内搭建收尾工作 7.视频设备调试,灯光调试(请注意公共区域成品保护以及大型实物展示设备) 8.家具布置(先布置体验区桌子、椅子,再布置观众区及签到处等) 9.签到处、拍照区、入口处展板搭建制作 10.视频文件导入控制台,PPT整理 11.网络直播设备测试,信号测试 12.摄像导播设备到场,安装调试 13.技术彩排 14.主持人流程联排 15.会场整理工作				
活动开始现场执行						
场地搭建组						
场地对接	×月×日	1.与×××场地对接进场撤场等相关事宜 2.对接贵宾间、化妆间、洗手间等使用安排				

116

续表

工作部门	工作时间	工作内容	场地负责方			备注
			甲方人员	公司	场地方	
场地搭建	×月×日	舞美搭建： 1.舞美、大屏、灯光、音响的搭建 2.灯光、音响、大屏等技术调试 3.摄像、导播、喊红包等设备进场调试 4.直播线路的对接与调试 场外搭建（物料准备）： 1.所有物料的统筹 2.签到背板、座位图背板、展示区的搭建 3.领导席椅子的摆放 4.观众席椅签的制作及粘贴（有调整的后期再调） 5.饭店内水牌的摆放 6.停车场指示牌、地贴的摆放 7.赞助商及产品的对接				
活动接待组						
停车管理	×月×日	1.现场来宾有：重要嘉宾、代理公司、广告客户、普通嘉宾、媒体 2.活动停车区域有：停车位40个，周边停车位20个，共60个 3.配合广告部进行停车位规划，初步规划重要嘉宾停车区域；其余停地上周边停车场和部分地下（看车证） 4.每人负责一个区域，提前熟悉停车区域，跟该区域管理员打好招呼 5.车证上有相对应的停车区域，请在车场入口处检查车证与停车区域是否一致。如一致，请引领停入车位；如不一致，请指引至相应停车区域 6.重要嘉宾需协助开车门，下车后引领至活动嘉宾休息室，并对讲通知嘉宾接待组；其余来宾只需要引领至入口处即可 7.现场与广告部随时沟通来宾停车位的临时调整				

屈光患教咨询

续表

工作部门	工作时间	工作内容	场地负责方			
			甲方人员	公司	场地方	备注
座位统筹	×月×日	1.重要嘉宾的椅签是姓名,普通嘉宾和媒体的椅签是范围,代理公司和广告客户的椅签是公司名 2.配合甲方进行座位规划 3.负责所有颁奖环节的嘉宾引导、组织和催场 4.制作相关材料 (1)座位分布导览图(只有分布范围,进行喷绘制作) (2)具体座位图(有具体领导姓名和代理公司划分,打印,给到嘉宾接待组) 5.现场与甲方随时沟通来宾座位的临时调整,并及时在对讲机告知各个接待组 6.如有调整,立即联系组长修改椅签并替换 7.负责上午观众席饮用水摆放				
重要嘉宾接待	×月×日	1.重要嘉宾约××人,不需要签到 2.将出席领导名单、最终颁奖名单和颁奖领导名单在开场前交给主持人管理组(名单与主持人沟通,及时加在串词中并告诉主持人) 3.跟停车管理组对讲联系,负责引领至二楼贵宾间休息(提前熟悉领导贵宾间分配) 4.确认实际到场名单,如需调整或增加椅签及时告知××× 5.协调安排16名礼仪人员岗位并提醒引领工作注意事项 6.×××、×××负责贵宾间茶水等服务 7.经领导同意,协调拍照组抓拍领导到场、贵宾间及场内领导照片 8.对讲沟通台领导和重要嘉宾进场时间,引领领导按椅签就座 9.活动开始后切勿专注于看节目,要时刻关注领导席,一旦有领导离座,要马上跟随领导,如上洗手间,要抢在领导前面开门指引 10.需要提前到场熟悉领导座位				

续表

工作部门	工作时间	工作内容	场地负责方			
			甲方人员	公司	场地方	备注
媒体签到	×月×日	1.准备新闻稿、媒体名单、媒体费等 2.央视、地方媒体现场预热,提前报道 3.接待相关媒体,签到后发放工作证,引导至媒体区 4.协助记者现场采访 5.活动结束后回收工作证				
舞台统筹组						
活动总导演	×月×日	1.把控活动整体流程和节奏 2.统筹舞台组各部门之间的配合 3.指导时间导播组把控现场时间 4.指导导播摄像团队完成现场网络视频直播及录像 5.指导项目组完成各项工作				
舞台监督	×月×日	1.制定舞台技术流程单(已做好,根据现场状况随时修改) 2.统筹管理音频、视频、图片、PPT及道具等与舞台相关的所有环节 3.按照流程推进各个环节 4.统筹管理所有演出人员、演讲嘉宾的催场、上下场及站位 5.与时间编导组及时沟通,与主持人组对接流程				

续表

工作部门	工作时间	工作内容	场地负责方			
			甲方人员	公司	场地方	备注
主持人管理	×月×日	1. 通知总主持人对词、彩排和到场时间 2. 提前给总主持人发串词 3. 提前要总主持人服装照片,并给领导和导演审定 4. 彩排代走位,告知主持人相关注意事项 5. 根据彩排进行修改和调整主持人串词,并制作手卡 6. 协调×日主持人化妆、换装、用餐等事宜 7. 做好活动彩排工作,设置临时办公区(临时上网、打印手卡等) 8. 与领导接待组及时沟通到场领导名单,与主持人对接 9. 主持人现场沟通,通知主持人临时变动 10. 主持人上下场提醒				
演讲嘉宾管理	×月×日	1. 通知演讲嘉宾×日彩排时间和×日到场时间 2. 提前跟演讲嘉宾沟通演讲用PPT、配套音视频素材及演讲稿 3. 提前跟演讲嘉宾沟通服装要求 4. 彩排代走位,告知演讲嘉宾相关注意事项 5. 根据彩排修改和调整大屏幕PPT、演讲稿等 6. 协调×日化妆、换装、用餐等事宜 7. 安排随行人员座位及用餐等事宜 8. 带演讲嘉宾找财务结算费用				

续表

工作部门	工作时间	工作内容	场地负责方			
			甲方人员	公司	场地方	备注
演员管理	×月×日	1.通知演员×日彩排时间和×日到场时间 2.提前要演员服装照片给导演和领导审定 3.根据话剧导演意见,进一步优化和修改话剧剧本 4.组织和调度16位礼仪的颁奖流程 5.彩排代走位,告知演员相关注意事项 6.协调×日化妆、换装、用餐等事宜 7.演员上下场提醒 8.表演结束后带所有演员去财务部门结算费用				
道具管理	×月×日	1.主持人手持话筒和嘉宾头戴话筒分配管理 2.话筒立杆分配管理 3.各环节道具物料管理				
摄影摄像管理	×月×日	1.提前给摄影师按流程单讲解流程,重点提示关键拍照环节,要求每个环节必须有1～3张高质量照片 2.活动前拍摄现场空镜头(大堂、签到处、舞台等) 3.观众席抓拍 4.协调主持人组及演讲嘉宾组,拍摄贵宾间领导、主持人及演讲嘉宾备场环节 5.协调领导接待组,抓拍领导照片,包括VIP室、领导入场、落座、握手等,并确保照片效果及质量 6.现场对接媒介部随时拷照片,发微信用 7.拍摄台上颁奖、活动结束客户兑奖处领奖环节照片 8.活动结束后拍摄领导合影和工作人员合影 9.记得拍摄一些公司员工认真工作的场景照				

121

续表

工作部门	工作时间	工作内容	场地负责方			
			甲方人员	公司	场地方	备注
时间导播	×月×日	1.全场时间记录 2.按照导演要求,重点把控访谈环节时间,随时反馈给领导 3.准备倒计时牌,及时提醒时间				
化妆间管理	×月×日	1.提前统计化妆的人数,制订化妆间分配方案,并将化妆名单贴在化妆间门上 2.对接化妆师,按照化妆分配方案引导至各自化妆间 3.协助舞台监督盯人催场				
技术统筹组						
音频统筹	×月×日	1.协助和提示音响师,按照流程播放音频、环节音乐、垫乐等 2.公司笔记本电脑1台:播放上场乐、垫乐、抽奖音乐、氛围音乐 3.键盘手笔记本电脑1台、合成器、效果器 4.输出给主扩、返送两组立体声信号 5.所有无线话筒、有线话筒接入				

续表

工作部门	工作时间	工 作 内 容	场地负责方			
			甲方人员	公司	场地方	备注
视频统筹	×月×日	1. PVP 供应商笔记本电脑 2 台：播放主视觉、录像、音乐短片 2. PPT 公司笔记本 2 台 3. 统筹主屏、提示器、侧屏、底屏的具体人员分工				
导播统筹	×月×日	1. 调度现场 3 位摄像并将切换信号录制进硬盘录像机 2. 录机监看 3. 将现场信号转给××× 4. 活动结束后提交全程记录视频文件				
灯光统筹	×月×日	1. 舞美灯光控制 2. 追光 2 支				
后勤保障组						
安全保卫	×月×日	1. 协助安保人员和武警,开展安全保卫工作 2. 主要值勤区域:签到处、贵宾间、舞台口、观众席、入场口 3. 协助安保检查入场凭证:工作证、入场券、邀请函。领导、重要嘉宾很可能现场不带凭证,由接待组人员引领入场;代理公司和广告客户、普通嘉宾需现场到签到处换取入场券;媒体、甲方是工作证 4. 管理现场秩序,提醒大声喧哗和随意走动的来宾。遇到寻衅滋事者,果断处置,保证演出顺利进行 5. 负责重点嘉宾司机的休息安排,与停车管理组对接,引领司机在大厅休息				

123

屈光患教咨询

续表

工作部门	工作时间	工 作 内 容	场地负责方			
			甲方人员	公司	场地方	备注
财务	×月×日	1.现场支出结算 2.饭票发放、结算找财务××对接 3.饮用水管理 4.负责现场相关费用结算,包括演讲嘉宾、化妆师、摄影师、节目演员、各媒体等,均采用现金结算				
运输	×月×日	1.物料运输 2.对讲机提前充电及现场发放和回收 3.协助定工作餐和分发餐饮				
其他	×月×日	1.所有工作人员,请于×日上午务必统一穿着灰色套装工装,佩戴工作证上岗 2.女同志要穿黑色船鞋,透明黑丝袜,长头发的要把头发梳起来,戴耳钉 3.接待组的女同志,务必于×日11点之前自行完成上妆				

表 4-12　　　　　　　　　　　　　筹备进度跟进表

活　动	描　　述	负责人	起始日期	结束日期
活动管理				
活动策划				
工作简报	场地确认			
	需求确认（参会人数、时间、日程规划等其他具体需求）			
方案管理	活动方案提案稿提交			
	活动方案提案稿反馈			
	活动方案修改版提交			
	活动方案修改版反馈			
	确认供应商			
活动进度管理	时间表提交			
	时间表确定			
费用管理				
活动费用管理	提案报价提交			
	调整报价提交			
	方案修改中报价实时调整			
	活动后结算提交			
	活动后结算的最终确认			
活动人员管理				
内部人员管理	核心团队人员确定、启动			
	活动组内部总体分工			
活动团队对接	内外部通联表、人员分工安排			
	活动启动会，人员分工对接			
	内外部沟通群建立			

屈光患教咨询

活 动	描 述	负责人	起始日期	结束日期
创意设计				
视觉设计				
2D	主视觉设计修改、确定			
	PPT 模板设计提交			
	PPT 模板审核确认			
	延展设计提交（主会场背板及显示屏画面、分会场设计、签到处背板设计、展区设计、胸卡设计、指示系统设计等）			
	延展设计确认			
	会场摆位图确认			
	所有场地整体平面图确认			
	制作物平面设计及完稿提交			
	制作物平面设计及完稿确认			
3D	主舞台布置方案提交			
	主舞台设计、舞台结构确认			
	分会场布置方案提交			
	设计结构确认			
	招商展台设计提交			
	设计结构确认			
	主办方展台设计提交			
	设计结构确认			
	外场搭建方案提交			
	外场搭建方案确认			
	施工文件制作			

续表

活　动	描　　述	负责人	起始日期	结束日期
搭建及后勤管理				
音频与视频（AV）管理				
AV 管理	场地尺寸核对			
	主会场与分会场 AV 设备布置方案确认			
	所有主舞台相关素材测试（视频/幻灯片/主视觉/题词）			
	AV 进场布展、AV 设备调试			
	AV 技术、内容彩排			
	现场呈现			
搭建管理				
搭建管理	场地尺寸核对			
	主舞台及外场搭建结构终稿提供			
	主舞台及外场搭建结构确认			
	所有搭建平面输出			
	所有搭建平面确认			
	制作材质确认			
	制作相关小样确认（地毯、防火板、灯箱片等材质）			
	喷绘小样确认			
	搭建进场布展			
	安检检查,消电检			

屈光患教咨询

活　动	描　　　述	负责人	起始日期	结束日期
内容管理				
演讲管理				
开场视频（opening video）	脚本提交			
	脚本确认			
	素材提供			
	副本提供			
	视频内容调整修改意见			
	最终视频确认			
演讲视频收集	视频收集（包括开场前循环播放的视频、赞助商视频以及现场所使用的音乐）			
主题（keynote）管理	主题大会流程确认			
	演讲者信息收集			
	演讲 PPT 收集			
	确认彩排时间，并给出最终的彩排时间计划			
	提前一天现场彩排			
分会场管理	流程确认			
	演讲需求收集			
	确认彩排时间，并给出最终的彩排时间计划			
	提前一天现场彩排			
VIP 嘉宾管理				
VIP 服务	确认 VIP 名单			
	确认 VIP 服务明细（包括 VIP 室安排、会议期间用餐安排等）			
媒体管理				
媒体管理	协助媒体安排采访间			

续表

活　动	描　　　述	负责人	起始日期	结束日期
展区管理				
招商管理				
招商管理	招商方案提交			
	招商方案确认（包括调整最终确认）			
	招商进行			
	招商最终确认			
展位管理				
赞助商展位	logo 收集			
	提供展位工作人员名单			
	提交展位特别需求表（电力、网络等）			
	提交海报设计			
	主办方审批			
	展位结构搭建开始制作			
	资料、礼品运输清单			
赞助商演讲	确认演讲人（收集演讲人资料,包括简历、照片和演讲讲义）			
	提交演讲初稿			
	赞助商完成修改并最终确认所有内容			
	收集所有演讲者的演讲需求（是否需要上网,确定演讲设备及其他需求）			
	确认彩排时间,并给出最终的彩排时间计划			
	提前一天现场彩排			
运输	展区搭建时间			
	展位安装			

屈光患教咨询

续表

活 动	描 述	负责人	起始日期	结束日期
活动管理				
现场执行				
执行管理	活动执行手册的撰写(含联系分工表、流程、场地规划图、物料清单、场地安排、采访间安排、第三方人员管理、VIP名单、桌卡名单及座位排序等)			
	活动前召开内部会议			
	执行手册提交			
	活动前整体检查会议			
物料及印刷品				
物料	提交样品(胸卡、礼品)			
	样品确认			
	制作完成			
印刷品	数码印刷小样完成并提交(胸卡、餐券、会议指南)			
	数码印刷小样确认			
	数码印刷成品提交			
运输	物料运输单整理			
	物料运输			
活动总结				
活动总结	提交活动整体报告			
	活动剩余物料整理、运输			
	活动照片整理、刻盘,提交			
	活动视频编辑、提交			
	活动总结会			

表 4-13　　　　　　　　　　**活动费用预算表**

财务负责：　　　　　　　　　　　　　审批：
活动总预算：　　　　　　　　　　　　出纳：

1.嘉宾及主持部分				
序号	项目	项目明细	成本/元	备注
1	主持人			
2	主讲嘉宾			
3	重要嘉宾			
		小计(嘉宾及主持部分)		

2.场地及舞台设备租赁								
序号	类型	规格	单位	数量	单价	租赁期	成本/元	备注
1	音响							
2	桌椅							
3	灯光							
4	舞台							
5	发光二极管(LED)屏幕							
6	发光字							
7	其他							
8	临时新增及不可预计费用							
				小计(场地及设备租赁部分)				

3.媒体宣传报道				
序号	项目	项目明细	成本/元	备注
1	活动新闻宣传			
2	××社交媒体			
		小计(宣传报道部分)		

续表

4.后勤接待部分(据实结算)				
序号	项目	项目明细	成本/元	备注
1	餐费			
2	接待费用			
3	会议室			
4	交通费			
5	其他费用			

小计(后勤接待部分)

5.物料设计氛围营造								
序号	项目	项目明细	长/m	宽/m	高/m	面积/㎡	单价/元	总金额/元
1	一楼大厅背景墙桁架	租赁						
2	一楼大厅背景墙画面	黑底喷绘						
3	一楼大厅背景墙画面	黑底喷绘						
4	水牌	写真裱冷板						
5	媒体区桁架	租赁						
6	媒体区画面	黑底喷绘						
7	桌布	租赁						
8	顶部字	聚氯乙烯(PVC)字＋金粉						
9	亚克力透明盒	透明亚克力						
10	四楼大背景板桁架	租赁						

续表

序号	项目	项目明细	长/m	宽/m	高/m	面积/㎡	单价/元	总金额/元
11	四楼大背景板底板	木质						
12	造型背板	15 mm PVC雕刻						
13	灯槽灯带	LED 灯						
14	立体房子	PVC 雕刻＋金粉						
15	左侧立体字	PVC 雕刻＋金粉						
16	顶部发光字	发光字						
17	接待台框架	PVC 雕刻＋钢构						
18	底座＋轮子	木质						
19	中间圆形	透明亚克力						
20	中间圆形	金色水晶字						
21	其他物料	预估						
22	人工安装费							
23	运费							

屈光患教咨询

续表

序号	项目	项目明细	长/m	宽/m	高/m	面积/㎡	单价/元	总金额/元
24	前期	邀请函						
25		工作证						
26		媒体证						
27		胸徽						
28		主持人手卡						
29		发言夹						
30		手提袋						
31	其他	签字笔						
32		翻页笔						
33		现场摄影						
34		活动餐费						
35		道具租赁						
36		视频音频制作						
37		现场摄录						
38		不可预计						
小计(物料设计氛围营造部分)								
合计								

6.活动前的邀约

在开始工作前,每一个员工都必须有明确的工作目标导向,不能先干着再说。要先瞄准目标,再开枪。任正非在《华为工作法》中提到,每一个参与活动的员工必须明确五点:做什么? 如何做? 做多少? 在哪做? 为什么做?

线下活动是屈光中心打开入口渠道的关键。定期举办专业、贴近人心的活动可以增强患者对医院、对医生的信任度,增加会员的黏合度,对医院快速成长有着重要的作用。而活动前邀约是活动的第一步,也是相当关键的一步。这一步决定了参会客户的质量,是最终决定成交的关键。

活动邀约很重要。决定邀请的成败有两个关键因素:人和话术。

(1)适合做活动邀约的人员:不要"小鲜肉",只要"老戏骨"。

活动邀约需要具有丰富沟通经验的客服人员。邀约人员最好选择在医院中从事过线上客服或者现场咨询转化的人员,也可以是擅长沟通、性格外向的护理人员或医技人员。而且,这些客服人员在一年内要持续不断地参与活动邀约,以增加客服人员的邀约经验。

如果活动前医院建立了临时邀约团队,要确保活动邀约前有培训、有话术,每天邀请结束有"复盘"——讨论今天邀约的难点和成果。

(2)邀约形式和频次:为了避免"准客户"等待活动而影响当月的手术量,可以在活动前 15 天进行首次短信结合微信群邀约,同时进行电话邀约。

短信邀约目的是告知和提醒,为电话邀约做铺垫。短信邀约核心内容:告知活动,告知优惠,告知新消息,告知咨询联络方式。短信发送时间:第一次发送在活动前 15 天(告知信息),第二次发送在活动前 7 天(告知信息),第三次发送在活动前 3 天(提醒信息),最后一次发送在活动前 1 天(提醒信息)。反复刻意练习,对于提升特定技能很有效。

7.活动邀约话术范例

(1)微信/短信邀约:

【短信邀约范例】

我院将于××月××日举行一场盛大的××揭牌仪式,届时您将有机会享受韩国总统私人眼科医生面诊！同时还可以 1 元的价格享受我院原价××元的眼睛全套体检套餐。活动还有机会抽奖得到×××。报名前××位客人还赠送价值××元精美礼品。快电话报名吧！

报名电话:×××××(或者添加微信号)

【微信/短信提示范例 1】

××眼科答谢仪式将于××月××日上午××时开始,活动地点:××××。我是小花,会在活动现场恭候您的光临。有问题随时联络我哟！电话:××××。您也可以添加我的微信(电话号同微信号),优惠信息、答疑解惑随时沟通哟。

【微信/短信提示范例 2】

尊敬的××会员您好:欢迎您参加××××揭牌仪式活动,我们为您提供了××××××机会,另外还为您准备了一份价值××元精美的××。感谢您的信任！期待您的光临！

活动时间:××月××日××点

医院地址:×××××××

活动地点:×××××××

联系电话:×××××××(微信同号)

(2)电话邀约:

无论是邀约话术还是电话接诊话术都需要事前有话术准备,

不能凭感觉,凭经验。邀约话术需要事前有准备,事后有总结,有改进,有更新。

电话邀约目的是邀约客人到现场,同时传达核心信息。邀约核心内容是了解客户需求,邀请客人到现场。

电话邀约应注意时间选择:

一周之中,选择星期几成功率比较高呢?

星期一是上班的第一天,客户所在单位通常会在这一天布置这一周的工作,往往会很忙碌。所以,电话邀约尽量避开周一。如果只能安排在周一邀请,可以把电话联络安排在下午。

星期二到星期四是正常的工作时间,也是进行电话邀约比较合适的时间。

星期五进入了一周工作的收尾阶段,客户会有一些没有处理完成的事务顺延到下周一,同时在准备周末的安排,此时比较适合进行一些问卷调查或预约的工作。所以,周五也是不错的选择。

那么,一天之中何时打邀约电话比较合适呢?

早上 8:30～10:00 这段时间大多客户是紧张忙碌着,这一时段不适合进行电话邀约。

早上 10:00～11:00,这时的客户已经将一些事务处理完毕,这段时间应该是电话行销的最佳时段。

11:30～下午 2:00 是午饭及休息时间,尽量不要选择这一时段进行电话邀约。

下午 2:00～3:00 这段时间人会感觉到烦躁,尤其是夏天。

下午 3:00～6:00 努力地打电话吧,这段时间是创造邀约佳绩的最好时间。在这个时间段,建议邀约普及量要比其他时刻增加 20%,以获得更多潜在客户。

【电话邀约范例】

××女士/先生您好,我是×××。告诉您一个好消息,我院将于××月××日举行一场盛大的××××活动,您将有机会享受××××眼科医生的面诊,同时还可以×××元的价格享受我院原价×××元的眼睛全套体检套餐(根据不同人情况可说适合他的套餐项目)。还准备了抽奖环节及价值××元的精美××(看客户需求,着重说他需要的)。机会难得,老客户都抢着要报名,现在已经报名过半了,您手机号是微信号吗?我加一下您,帮您留一个名额。

电话邀约客户答复情景举例:

①我不需要,谢谢!

如果电话邀约的目的是告知,同时不要忘记探求顾虑,搜集信息并最终发起行动指令。

答(1):××××,我知道你很关心自己的眼睛情况,套餐里有一个××项目你这个度数是一定得检查的,这次正好有这么好的机会,您平时得花××元才能检查的项目这次××元您就能享受了,这一下省了好几百呢,平时咱都没有力度这么大的活动,你一定得抓住机会。您手机号是微信号吗?我加一下您,帮您留一个名额。

答(2):×××,除眼部检查外,前100名报名参加活动的客户我们还将赠送价值×××元的精美镜架,并享受我们个性化定制镜片的服务!××块钱就可以享受这么多的优质服务,还有礼品赠送,真的太划算了!老客户都抢着要报名,现在已经报名过半了,您手机号是微信号吗?我加一下您,帮您留一个名额。

答(3):××××,您平时戴××眼镜也有很多不方便的地方(男士运动,女士爱美),比如游泳、跑步等。除了戴眼镜,还有另外的方法可以解决近视问题,您可以过来了解一下(和客户互动)。正好我们××月×××日的活动有×××××眼科医生面对面答疑,您有什么疑虑和问题都可以现场提问,这么好的机会您一定得抓住。您手机号是微信号吗？我加一下您,帮您留一个名额。

②嗯嗯,好的,到时候再说吧！

答:××××,您是有哪方面的顾虑吗?(解答顾虑)我们这个也是有名额限制的,和××眼科医生面对面机会难得,老顾客都想参加！这次活动我们仅限前 100 名客户参加,现在已经报名过半了！您手机号是微信号吗？我加一下您,帮您留一个名额。

8.多部门联动,配合好

一场成功的活动往往涉及多个部门,比如品牌部、策划部、会员部、医疗团队、客服部,部门间合作、配合默契才能让活动流程进行。

流程:方案确定会→分工会→现场宣传确定会→现场彩排会→活动总结会。

4.3.3　活动后复盘

事后要衡量,用今天的视角审视昨天的方案。再完美的活动策划和执行也无法确保 100% 的手术转化。活动的本身除了提升转化外,还肩负着扩大好口碑的目的。对于那些仍纠结是否手术的潜在客户,后期跟进十分重要。活动后一周也是回访转化的关键时期。

线上或者线下活动结束后,运营组就要对活动进行阶段性总结:活动效果怎么样? 有没达到既定的目标? 哪个环节出现了问题? 是什么原因导致这个问题出现的? 有什么办法可以让这个失误不再犯? 那么,如何做好会后复盘呢?

(1)步骤一:回顾活动目标。

目标越具体,效果越理想。复盘首先要回顾指标,其中包含了过程指标和结果指标。客观地对照活动目标与团队成员来一起回

139

顾。此刻也在检验当初的指标是否被合理分解,检查指标是否已经切实地落实到人。

(2)步骤二:评估活动效果。

凡是无法用数据衡量的项目都无法实现管理。把与活动目标相关的数据结果呈现在复盘会议中,通过数据来分析活动效果。比如你的目标是传播,那么你的传播量是多少,你的品牌曝光是否成功,你的微指数上升了多少。

对获取的数据结果也要进行进一步分析,比如获取到关注用户增长为300人,那么用户增长的时间段分布在直播活动中的哪个环节?增长最多的那个时间点有哪些事件发生?未来,要把宣传资源投放的着力点进行微调,推进关注的进一步增长。复盘中还要检查是否有疏漏或执行未到位的环节。

(3)步骤三:深入分析差异。

活动执行团队讨论并多维度分析产生结果的原因,进行数据洞察。根据目标和结果的差异,提出假设。例如,是否高估了某个渠道的转化?是否活动邀约出现"缺口"?有了假设就需要去验证,常用验证方法有两种:①通过数据验证;②电话回访用户。了解客户活动体验以及后续跟进的情况。

(4)步骤四:经验总结。

总结经验,为团队的下一次全力以赴提供支持。将前面几步的分析过程和结论记录下来,写出复盘笔记,以便于在下一个活动策划时查看,避免重复错误。已经被证明有效的部分,下次可以升级使其更加成功。

4.3.4　活动效果

品效合一是衡量活动整体效果的关键。

4.3.5　线下活动提示

（1）关于价格：屈光中心要有相对稳定的价格体系，包括平时优惠价、活动促销价及大促最低价。优惠价比平时低 500～2000 元。设定交订金和全款不同的优惠，促使客户选择缴全款。优惠仅限当天。现场缴费后还可以参加抽奖。这些都是促进现场缴费的手段。

（2）会销时长：会销流程不宜过长，至少预留 60 分钟给转化咨询时间。

（3）会场区域设置：交费区域与砸金蛋区域放在一起，形成聚集和跟风效应。

（4）咨询区设置：在院外举办活动时，要设置医生咨询谈话区，该区域应在交费区旁。

（5）咨询转化组：会销活动时每桌都要安排咨询转化人员，以便现场进行一对一或一对多咨询。要求咨询转化人员选择专业知识及服务意识强，转化技巧过硬的资深工作人员。

（6）门口拦截：在电梯及大门口安排咨询人员进行最终转化，以请潜在客户写贺卡等形式做最后的挽留。

4.3.6　活动小结

评价活动策划执行的关键点：

（1）明确目标，创意好。

（2）充分曝光，传播好。

（3）表格规范，执行好。

（4）多部门联动，配合好。

（5）会后复盘，跟进好。

（6）品效合一，收入好。

4.4 线上活动/手术直播流程方案

互联网已经深入人们生活的方方面面，加之 5G 元年开启，将最大限度带动与网络密切相关的直播行业。素来以严谨著称的医疗领域也加入到直播大军中，越来越多的屈光医院在学术活动、开业庆典、日常手术时融入直播环节，以期放大声量，扩大品牌影响力。相比花式的娱乐直播、传播知识的教育直播，医疗行业的直播画风确实更加特别——手术直播。

出于卫生及安全等多方面因素考虑，大多数传统医疗的手术画面不可以对外公开。而屈光近视手术比较"另类"，飞秒激光近视手术全程快速、无刀、不出血，手术点滴眼药麻醉，术后即刻行动自如，适合通过网络对大众直播，让患者增强手术信心，使患者家属更加安心。

4.4.1 线上直播分类

屈光手术线上直播根据活动形式和活动目标不同，分成科普直播、活动直播、手术直播、线下活动结合手术直播，如图 4-1 所示。

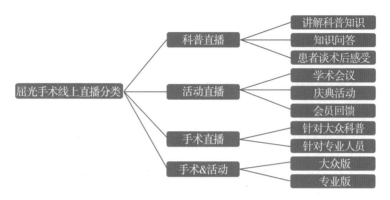

图 4-1　屈光手术线上直播分类

（1）科普直播：类似线上讲堂，一般由主持人和一位专家组成，有时会加入 2～3 位术前、术后患者进行现场的答疑和互动。这类科普访谈直播的时长会控制在 40～60 分钟。科普直播可以在直播时使用，也可以直播后制成科普视频或者节选成小段视频在门诊、电梯、休息区播放或者在自媒体上传。也可以做成超短视频发送给"特定"有疑问的患者，作为患教的小工具使用。

（2）活动直播：主要用于学术活动研讨或者庆典活动，主要目的是信息发布。这类直播活动场面通常被剪接截取，放入医院的宣传视频，成为品牌推广的重要内容。

（3）手术直播：通常分成针对医疗专业人士的专业版本和针对社会大众的科普版本。专业版本手术直播主要用于学术研讨和教学，所以直播环节更加直奔主题。而针对社会大众的手术直播有情节讲述，更像"故事"，侧重科普宣传和流程讲解介绍。

（4）现场活动结合手术直播：这是屈光医院最主要的直播方式。手术直播及线下活动的注意事项将在后面章节中详细介绍。

4.4.2　直播活动

直播活动从策划准备到执行后续基本分成 3 个阶段:直播筹备期、直播实施期、直播后续期。

1.直播筹备期

(1)筹备九问:

①直播预算是多少?

②直播平台选择哪一个?

③直播预期如何?

④直播主题是什么?

⑤直播文案是否准备就绪?

⑥直播预热方案/后续报道方案是否有计划?

⑦直播人员分配准备好了吗?

⑧直播方案/流程(彩排)是否有预案?

⑨直播场景、物料、福利是否已齐备?

(2)直播预算及平台选择:预算决定直播方式、直播平台选择和直播方案。预算在 10 万元以上可以选择关注量巨大的知名直播平台或省级以上电视台直播团队。预算 5 万元可以选择区域知名平台、满足双机位以上直播,同时满足线上、线下结合同步直播。预算 1 万元左右可以选用手机平台,比如斗鱼、一直播、花椒直播、抖音直播。选用手机类直播要根据平台要求把控内容和筛选画面。

(3)直播预期:直播在线人数是衡量直播前期准备的指标之一。直播预期与前期设定的目标相关。从获取客户的角度看进入私域流量池微信群中的新客户数量是否与预期一致。差距是多少? 为什么? 从提升客户活跃度的角度,是否有老客户进入观看并分享。从获取收入的角度,未来 1～2 周进行门诊客源调查,看是否有新客户源于直播。

（4）手机直播注意事项：

①防止直播时有电话拨入。

处理方法：可以将手机设置成免打扰模式，这样就不会因为有电话拨入而中断直播了。

②保持手机电量充足。

处理方法：有电源时随时充电。在屈光中心随时携带充电宝和充电线。

③确保网络畅通。

处理方法：提前测试，优先使用无线网（Wi-Fi），其次是 4G，最好随身携带便携 Wi-Fi。

④采用稳定设备辅助。

处理方法：用三脚架或云台固定。

⑤备用直播手机。

处理方法：直播时要保证画面清晰、流畅。需要准备后备手机，用来查看互动弹幕并与外界保持通讯。

（5）直播主题：用专业"真人秀"的规格来规划手术直播，让直播内容年轻化，有趣味，引爆点密集。在述说式的故事进程中潜移默化地进行品牌深植。正如做脱口秀节目，看似随意的背后是精心准备，甚至可以计算出每隔多久抖上几个有意思的"包袱"。

（6）直播预热方案：小活动，大传播。媒介推广有 3 个主要的渠道：充分利用直播平台自身资源；多平台同步直播；跨平台同预热，比如微博、微信、社群、朋友圈、大众点评、美妆平台。

（7）直播场景、物料及福利：福利是直播活动中不可或缺的内容。在以优惠回馈为导向的直播活动中，每隔 15～20 分钟可以分发福利，要及时讲解领取方式，提高听众黏性。福利形式很多，比如红包发放、卡券发放、秒杀、成团等。

2.直播实施期

直播脚本决定了直播播出的质量。因为直播脚本就像一张计划表,可以提前规划好直播的每一步,并把时间合理安排规划好。

3.直播后复盘

直播后复盘主要包括数据解读分析、粉丝转化率和用户活跃度分析。直播结束后,认真对比分析,并且做好笔记,在下次直播时纠正。

直播后复盘必做四件事:

第一件:数据分析。

第二件:问题改进汇报。

第三件:好经验分享。

第四件:完善规则。

4.双机位活动和手术直播脚本范例

背　　景:双机位直播

活动结合手术直播

两位手术专家手术直播

主持人:演播间主持人、现场主持人、联合主持人

固定机位1:演播间

主持人:各位正在观看直播的朋友们,直播平台的小伙伴们,大家好。欢迎各位收看××活动手术直播,感谢大家关注近视手术,今天的直播我们将会展现××手术的现场实况。我们十分有幸邀请到了来自××的知名屈光手术××专家、××教授,对手术直播进行专业的点评(××专家打招呼)。

直播过程中,我们将会设置三轮有奖问答。大家可以微信扫描屏幕上的二维码,关注××眼科微信公众号,从公众号菜单中进入××直播间;或者使用新浪微博,关注@××,点击微博中的链接,进入直播间。

登录××直播间的小伙伴,可以在提问后点击弹出的正确答案选项参与。中奖后填写个人信息提交。××直播间的小伙伴需要在互动区输入正确答案,发送消息参与。率先答对问题的小伙伴将会获得我们的大奖,奖品设置为一等奖××,二等奖××,幸运奖××。中奖名额将在两个直播间分别等额产生,欢迎大家踊跃参与。

接下来,由××专家教授为我们介绍一下××手术矫正近视的原理。

××专家:……(讲解原理)

主持人:根据术前检查数据来看,今天手术的客人们屈光度数普遍为200~700度,角膜厚度都符合手术要求,都进行了瘢痕体质、干眼症等手术禁忌证的排查。这是确保手术安全的一个基本前提。详细的手术过程,我们在演播间与广大小伙伴一起,边看边讨论。

主持人:好,接下来,我们把直播画面交给现场主持人和××医生(联合主持人),由他们带我们一起经历××的整个手术过程。

(切入,镜头二)

现场主持人:各位正在收看直播的观众朋友们,大家好。现在是下午1:30,我现在正站在××眼科医院手术室外,期待已久的手术直播马上开始了。相信有不少观众朋友和我一样,充满了好奇。生活中常听到有人问,近视眼手术到底有没有风险?什么样的人适合做?做完以后会不会有什么后遗症?在今天的直播中,请跟随我们的镜头去一探究竟。现在站在我身边的就是××的眼科医生××医生,一会在直播过程中××医生将为大家答疑解惑。××医生,先和大家打个招呼吧。

现场主持人:接下来,我们先去手术室的入口看看那里的情况……

现场主持人:为了保证手术室内的无菌环境不被破坏,现在医护人员正在帮患者更换无菌服。这其中有一个细节,不知道大家注意到没有。每一位患者的无菌服装全是由护士小姐姐亲自帮他们换好,甚至连鞋套都是。我想问一下××医生,像是换鞋套这种小细节,也是必须由护士来协助完成吗?

医生(联合主持人):××观察得还真是细致。没错,更换衣服必须由护士亲自完成,换鞋套也不例外。因为患者在进入手术室后……

现场主持人:原来是这样啊。不得不说,护士小姐姐们不仅温柔,心思也是周到细腻,给一个赞。

现场主持人:换好了无菌服,××医生,接下来患者要做什么呢?

××医生回答:……

主持人:手术正式开始了,请××专家为我们讲解一下××教授的手术过程吧。

××专家:……

主持人:××专家这么一解说,相信大家看得更明白了。我们现在把目光继续放在手术现场。

主持人:虽然戴着口罩手套,全副武装,相信熟悉××教授的人应该早就认出来了。正如医生所说,××手术的一大特点就是快,熟练的技术加上先进的设备,如果患者配合好,一般上下手术台也就几分钟。伴随着这手术结束,我们的问题也来了,镜头里最后出现的神秘物体到底是什么?我们请××专家来解释一下。

镜头二(洗眼区):

现场主持人:给患者清洗眼睛用的是什么水?好像有点不一般哦。

××医生:……

现场主持人:她们这是在做什么?

　　××医生解答:滴麻药。

　　现场主持人:可是之前不是滴过麻药了吗?

　　××医生:近视手术采用的是表面麻醉的手术方式,术中客人完全清醒,点滴麻药 27 秒起效,有效持续时间 30 分钟。

　　现场主持人:这怎么有这么多手术室?

　　医生解答:……

　　现场主持人:是这样啊,我做了这么多次节目,第一次看到这么大的手术中心,这里平均一天要做多少台手术?

　　××医生解答:……

　　现场主持人:这么多?那医生们的经验也是很丰富了。好吧,××医生,不瞒你说,我其实也是个多年的近视患者,平时都是戴隐形眼镜,隐形眼镜戴久了会很不舒服,可是对手术过程又有点担心,万一我紧张,配合不好怎么办?

　　××医生:××手术很快捷,只要放松心情,听医生指导,会达到理想效果,我们做过的最小女孩 5 岁,术中配合也非常好。

　　现场主持人:为什么要把等候手术的客人分开在两个区域等候呢?

　　××医生解答:……

　　现场主持人:接下来,我们将要进入手术室,为大家揭开××手术的神秘面纱。为了不打扰××教授专注工作,过程中的解说就交给演播间的××专家。

　　现场主持人:太惊人了!一台××手术的全程居然不到 6 分钟!这真是我见过的最不像手术的手术了。稍后我们去采访一位刚走下手术台的患者,问问她的现场感受。现在,我们将向大家展示手术中的一样神秘东西,你绝对没有见过。

　　现场主持人:看到了吗?你们能看得清楚吗?猜一猜这究竟是什么?答案交给演播室的××专家揭晓。

现场主持人:这是在干什么?

××医生:……

现场主持人:真的是很贴心的服务,所有工作都在医院内完成,不给患者回家添麻烦。下面我们去采访一下××教授,听××教授谈一谈××手术。

现场主持人:××教授,刚才我们看了您做××手术的全过程,真的是非常快,短短几分钟,轻松洒脱,我觉得好震撼。这里,我们有几个问题想采访一下您。

(1)有患者担心手术后会再次近视,是否有这种可能?(××教授:……)

(2)准备要孩子的备孕女性可否进行手术?(××教授:……)

(3)手术后,眼睛是否会变得敏感脆弱,或者有什么后遗症?(××教授:……)

现场主持人:感谢××教授对这些热点问题的精彩回答,××教授再见。现在,下一台手术就要开始了,(往手术室方向边走边说)接下来为患者进行手术的是××主任,我们去看一下××主任的手术现场,听一下演播室的精彩讲解。

(画面切出)

××专家就透镜做一番介绍和评述。

现场主持人:听了××专家的精彩点评,相信大家对××手术中的透镜也有了一个更加深入的了解。现在,××专家也即将进入手术室准备,让我们期待他的手术精彩演绎。

××专家向直播观众告别,走出直播间。

演播间主持人:现在,让我们抓紧时间开始第一轮的有奖问答环节。本环节将从××直播间和××直播间各选出10位率先回答正确的观众,获得由××提供的幸运奖——防蓝光时尚眼镜一副。××直播间的小伙伴通过抢先点选正确答案选项参与,请获奖者在随后的弹窗内正确填写相关信息。××直播间的小伙伴发送互动消息参与,前 10 位回答正确的小伙伴获奖,工作人员将通过微博私信联系你。

请听题:多大年龄才可以做近视手术?

题目非常简单,稍后工作人员统计一下获奖名单,答案和获奖者名单我们下一环节公布,画面先交给采访现场。

主持人:好的,感谢××教授的精彩回答,感谢前方现场主持人。现在我们看到的是××专家正在施行手术的画面。

主持人:好的,看过了××专家的手术实况,我们先将麦克风交给主持人,看看她和××医生要带我们去哪。

(演播间镜头一)

主持人:好的。首先我们先公布一下上一环节的正确答案。上一轮的问题是:多大年龄才可以做近视手术? 正确答案是 18 岁。正在观看直播的你,答对了吗? 根据工作人员的紧张统计,上一轮的获奖名单是:××直播间获奖的观众有……,××直播间的获奖观众有……。恭喜你们获得防蓝光时尚眼镜一副,××直播间的获奖者请正确填写你们的相关信息,××直播间的获奖者,请留意微博私信,工作人员稍后将与你们联系。

现在,我们开始第二轮的有奖问答,规则与上一轮相同,率先答对问题的观众获奖。本轮将分别在两个直播间各产生 5 位获奖者,每位获奖者将获得价值不菲的智能护眼台灯一台。

大家请听清楚,问题是:超过多少度的近视就属于高度近视? 问题很简单,一定不会难住你的。答案和获奖者名单将在下一轮公布,现在,我们将画面交还给现场,看看主持人他们逛到哪儿了。

主持人:接下来是最后一轮有奖问答,奖品是××。直播到此已经临近尾声,感谢各个直播间的小伙伴观看我们的手术直播。

直播到此结束,感谢您的参与。

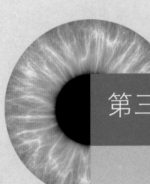

第三篇 赋能篇

第 5 章
屈光中心工作规范

5.1 场景设计方案

5.1.1 动线设计

从客人到院、挂号到咨询、检查,从医生谈话到术后复查,每个环节都蕴含着看似不起眼却有深远意义的布局设计。我们从动线谈起。

动线设计左手是体验,右手是效率。

所谓动线设计,是患者受科室功能布局因素影响在院的行动轨迹设计。单一患者的行动路线设计有其随意性,但综观绝大多数患者在院行动轨迹汇总分析后发现有规律可循。

1.动线设计的作用

(1)让屈光中心空间发挥最大价值。

(2)良好的就诊环境和客户体验,减少客人的行走疲惫感。

(3)充分的品牌展示和服务展示,增加信任感。

2.医院动线设计三原则

三个基本原则:可见性、可达性、识别性。可见性为传递良好体验且有效,可达性为便捷易达,识别性为容易识别记忆。

顾客动线是整个屈光中心的主线,让客人咨询、检查、谈话、手术的过程流畅且有序,让客人更加便捷、舒适,优化患者体验度,提高患者满意度。工作动线是辅线,以高效为准则。科学的动线设计不仅能提高效率,还能提高顾客满意度。

5.1.2 功能区设置方案

怎样布局设置才能让就诊流程更高效,让患者在院"黄金 5 小时"有更好的就诊体验呢?

屈光中心的基本功能区域设置一般可分为前台区、咨询区、门诊区、检查区、宣教区、休息等待区、手术区、会员专区,如图 5-1 所示。

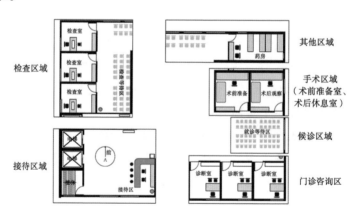

图 5-1　屈光中心功能布局

(1)前台区:综合医院(多科室医院)前台接待区功能为分诊、引导。屈光中心(眼科专科医院)前台接待区功能为分诊、引导、简要咨询、预约、收费、挂号、建档。

(2)咨询区:功能为填写咨询表格、咨询讲解、家属等待。诊所面积不足时,这里可以放置电脑供家属在线患教学习使用。

（3）门诊区：主要功能是作为医生门诊工作区，完成医生术前谈话及咨询。

（4）检查区：完成客人的所有术前检查，一般分成普通检查区和特检区。

（5）散瞳区：散瞳区是一个相对安静、暗光的环境。散瞳后客人比较畏光，建议可以在散瞳区适当闭目休息。可以让客人在这里听轻松、和缓的音乐。

（6）手术区：这里是非常关键的患教区域。准备手术的客人在这里等候，在这里了解术中注意事项、术后用药及复查时间等相关信息。客人家属将在自己的家人（孩子）进入手术后，在这里了解术后恢复的注意事项、复查相关事项并观看实时手术情况。

手术室过渡区域：更衣、戴帽、戴鞋套、核实姓名。

洗眼区域：眼部清洗、消毒、麻醉。

恢复区域：术前讲解、核实姓名、麻醉、术后恢复、观察。

复验区域：术后即刻复查复验区域。

（7）复查区：这里是术后第一日复查专区。

（8）会员专区：在私立医院中，这里用来宣讲会员制度，登记会员信息，会员部工作人员回访客人。

在小型私立（民营）屈光中心，由于营业面积的限制，功能区常常设置成多功能区域，这时，屈光科一般分成护士站、等候区、门诊区、手术区、检查区 5 个基本部分。等候区肩负着散瞳区、手术等候区、宣教区、术后复查等候等作用。

屈光中心在建立初期都会根据建筑结构规划功能区域布局。医院管理者常希望屈光中心的设计既能体现医疗的专业和高效，又独一无二有个性，既温馨，又现代、时尚，可往往设计人员不了解屈光医疗流程，医疗管理者不懂设计。下面给大家介绍下顾客在陌生环境里的视觉和行动习惯。

1.右行习惯

大多数人习惯用右手操作,而靠右行走也是我国群众的行为习惯。如果没有特别指引,初次进入屈光中心的客人大多选择往右边走,流动方向多半是逆时针方向。

那么如果空间允许,我们常常把屈光中心的形象墙、荣誉展示、活动信息放右侧方向,这样更容易被看见而给顾客留下深刻的第一印象。

另外,靠右边设计中应少拐角,减少障碍物。除出入口外,一般屈光中心应该是一个流动的闭环。

2.趋光习惯

在屈光中心的设计中,还要考虑到人们来到陌生环境的第二个生理习惯——趋光习惯。

一般来说,人们不愿走到陌生环境的角落里。如果在屈光中心悠长走廊的尾端光线暗淡,人们往往会产生不安全的感觉。所以,当诊所需要将患者的视线引导到走廊深处,我们要让该部分的亮度(照明)比其他部分的平均亮度高2倍,这也是引流患者进入的一个窍门。利用"明亮的死角",做到死角不死。

3.好奇习惯

当人们在相对陌生的环境中无明确目的搜寻时,看到新奇的、特别的、有个性的陈列会感兴趣。屈光中心往往是聚集年轻人的场所,所以屈光中心在进行整体色彩设计时,除了考虑医疗体系用色习惯外,还要考虑到青年人的色彩喜好。有特色的装饰物、照片以及设计更容易让人记住。也就是说,在门诊设计中要考虑到患者的好奇习惯。设计具有明显记忆点的空间就能够提升年轻患者们进一步深入了解的欲望,同时延长停留时间。

4.趋色习惯

色彩本身并无冷暖的温度差别,是视觉色彩引起人们对冷暖感觉的心理联想。不同波长色彩的光信息作用于人的视觉体系，通过视觉神经传入大脑后，经过思维，与以往的记忆及经验产生联想，从而形成一系列的色彩心理反应。与形状相比，色彩更容易营造强烈的视觉效果，在人们的记忆中留下深刻印象。那么，不同的颜色到底传递什么信息，给身在其中的人怎样的心里暗示呢？

(1)不同色彩传递的信息：提到麦当劳，您会想起什么颜色？红色、黄色。提到星巴克，您会联想起什么色调？绿色。

红色：大胆、热情、积极、动感、有进攻性。

黄色：积极、阳光、乐观、充满活力。

绿色：新生、成长、和气、平静、充满希望。

(2)我们该如何选择符合诊所定位的色彩呢？

黄色、红色等色调的颜色会令人产生"前进心理"的作用，催人前行。屈光中心可以利用色彩带来的心理效果来克服走廊狭长的缺点。屈光中心鲜少以黑色为主色，因为大多数情况下，黑色给人的感觉是经典、神秘、严肃、庄重。

(3)黄金色彩定律：从配色方案角度，同类色搭配使颜色更加协调，协同次色烘托主题色调给人们带来的感觉。而对比强烈的色调令空间跳跃、抢眼。

屈光中心的配色选用 2～3 种搭配即可，颜色组合过多，容易使人不安，让患者及家人困扰。6∶3∶1 是空间设计中的色彩黄金比例。作用到屈光中心，便是 60% 主色彩，30% 次色彩，10% 辅助色。理想的色彩搭配选择让顾客平静、舒服，可提升客户黏度。

5.1.3　环境设置方案

1.环境相对温度

夏季空调应采用 22～28 ℃,冬季空调应采用 18～24 ℃,在手术高峰期人流密集且停留时间较长时可取低值。

2.环境相对湿度

夏季空调应采用 40％～65％湿度,人员停留时间短时取偏高值。冬季空调应采用 30％～60％湿度。如果屈光中心面积狭小,手术高峰期人流密集时,室内空气中二氧化碳浓度较高,并掺杂着较浓的人体散发气味,可以引入经处理的新风。

3.光线照明

光线照明可以改变整个屈光中心的面貌和气氛,不同类型的灯光可以使人感到温暖,有的可以制造出欢乐气氛,有的则使人感到庄严肃穆。适当的照明,可以使产品更具吸引力,容易被客户发现亮点并产生进一步了解详情的兴趣。所以,屈光中心整体环境应光线充足,尽量有自然采光。门诊区、咨询区为了减少填表、谈话讲解等行为引起的视觉疲劳,应考虑色温接近太阳光和低频闪的照明。屈光中心使用的灯光基本上分三种,即基本灯光、二级灯光和气氛灯光。

4.气味管理

要做到无刺激性或潮湿气味,最好有特定清香。做到"没有异味"其实是最难的。

客人进入屈光中心后,第一感觉除了眼睛的视觉体验之外,最直接的还包括嗅觉体验。如果屈光中心气味让人闻起来不舒适,客人对于这里的第一印象就会大打折扣。只有做好气味管理,和客人"气味相投",才能留住人心。

目前的气味管理,较为推崇的是"做香氛",让人保持一种愉悦感。这种做法有时还是有一定的弊端的,在不了解客人气味喜好的情况下,这种做法可能会起到反效果。所以,最好的办法是做到"没有异味",利用新风系统保持"新鲜的味道"。

5.环境声音

无噪音,有背景音乐,播放宣教视频。每天在早 9:00 时自动播出迎宾曲,致欢迎词和问候语;晚上结束诊疗服务前 10 分钟播出背景音乐及提示语和感谢词。期间可自动播放各种风格的背景音乐,如流行音乐、古典音乐、钢琴曲、小提琴演奏,并且音乐长度不限。

6.环境绿化

各区域应有绿化,并定期养护、更换。

7.环境卫生

各区域清洁有序,有专人及时清理垃圾。

8.网络

各区域有流畅的 Wi-Fi 网络,并有明确的提示标志。

5.2　屈光中心患教物品摆放规范

物品摆放规范是指屈光中心各功能区(前台区、咨询区、门诊区、检查区、宣教区、休息等待区、手术区、会员专区)除资料外的物品摆放要求,这些物品的摆放不仅可以为客人(患者)提供便利,而且可以宣传医院,提升客人(患者)在院的就诊体验。

5.2.1　前台区及休息等待区

前台区及休息等待区除了肩负着接待、导诊、引流、简单答疑的任务外,还具有重要的宣传教育功能,如图 5-2 所示。这两个区域往往一起放置以下六类物品。

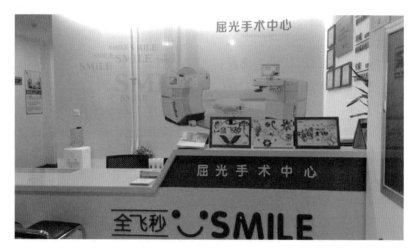

图 5-2　屈光中心前台

1.装饰类物品

(1)迎宾花(可选项):寓意欣欣向荣,提升患者(客人)的视觉体验。

(2)香薰、加湿器:可以优化空气质量,提升患者(客人)的嗅觉体验。

2.资料类物品

放置医院介绍宣传册(必选项)、手术体系介绍宣传册(必选项),如图 5-3 所示。

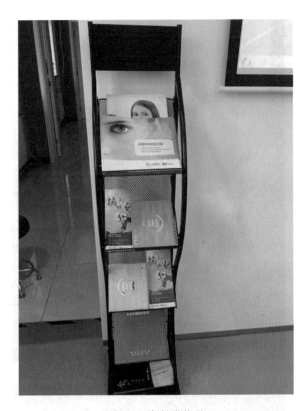

图 5-3　资料类物品

3.宣传宣教类

液晶电视、平板电脑、滚动电子屏。

4.资讯查询类

价格提示物、Wi-Fi 提示物、微信公众服务号二维码（必选项）、微信群二维码、服务类二维码（如有）。

5.服务类物品

患者（客人）物品暂存柜、医院品牌提示物和吉祥物、咖啡、茶、糖果、零食、饮水机、茶杯、非处方紧急药品，如图 5-4 所示。

163

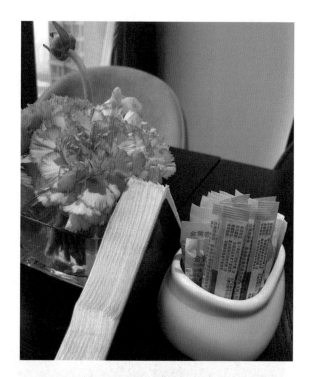

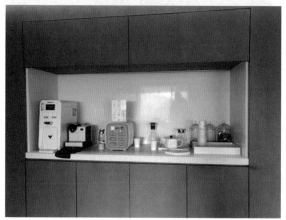

图 5-4　服务类物品

6. 资质提示物

这类物品用来提示患者（客人）医院可信度，可以在不同功能区多次出现（摆放），例如手术医生认证证书、医院特许经营认证证书、荣誉奖杯和奖状，如图 5-5 所示。

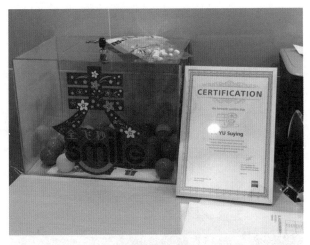

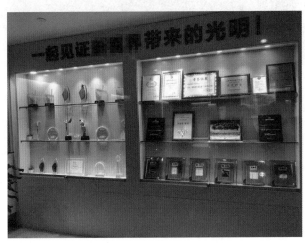

图 5-5　资质提示物

5.2.2 咨询区

（1）桌面放置物应便于工作人员讲解谈话，如图 5-6 所示。物品包括咨询表格、笔、眼球模型、讲解提示物、医患沟通咨询手册、术式选择提示物、电脑（可选项）、平板电脑（展示动态视频、动画）。

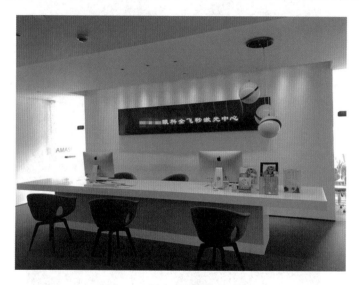

图 5-6　屈光中心咨询区桌面

（2）墙面放置物：眼内结构类提示物（可选项）、摘镜后美好生活提示图（可选项）、术式分类（可选项）、摘镜感言和照片（可选项），如图 5-7 所示。

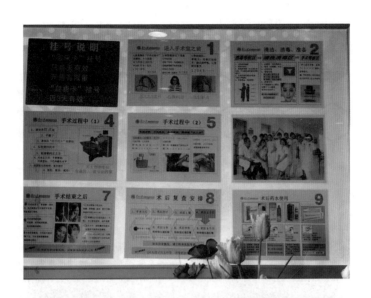

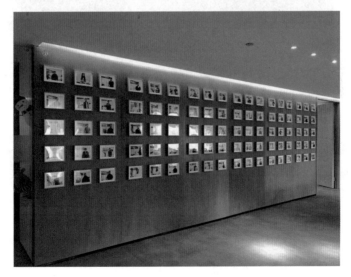

图 5-7　咨询区墙面放置物

167

（3）地面放置物：资料展架、会员礼物展示柜（可选项）、饮水机等，如图5-8所示。

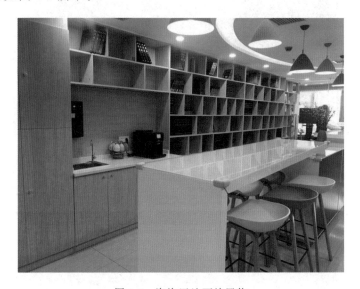

图 5-8　咨询区地面放置物

5.2.3　门诊区

门诊区是医生与患者交流的主要区域。在这里要重点突出手术医生的医疗品牌，所以，医生的授权证书、交流照片、奖状、奖杯必不可少。而医生品牌的打造除了影响走进诊室的客人外，也要考虑到"对外"宣传，对从这里擦肩而过的人起到推广作用。

5.2.4　检查区

检查区域是患者（客人）驻足时间最长而患教内容最容易被忽略的地方，如图5-9所示。传统患教中，医院常常习惯于在墙面

"展示"医院强项,而在展示的同时不要忘记"立标准"。

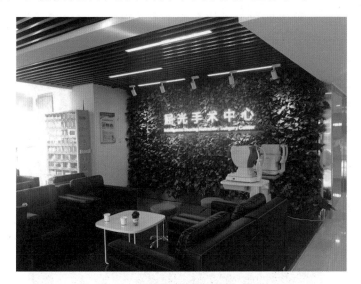

图 5-9　屈光中心检查区

1.展示强项

(1)员工摘镜墙(手术前后对比照片和感言)。应注意员工术前照片着工作装。

(2)检查流程、检查体系。

2.立标准

(1)术前检查到底有多重要?

(2)检查设备种类、项目不同对手术结果的影响。

(3)我院的检查优势。

5.2.5　宣教区

不同于咨询区的一对一讲解沟通,医院宣教区往往用于手术高峰期或多人同时进行术前和术后宣教讲解或进行小型专家答疑或患者见面会。这里应设置液晶电视或投影设施,便于讲解。在墙面展示中可以展示手术体系或手术注视训练类信息。宣教区如图 5-10 所示。

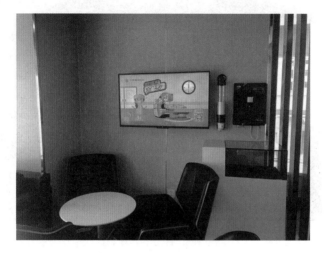

图 5-10　屈光中心宣教区

5.2.6　休息等待区

在接待区已经进行讲解,在休息等待区需要提示的是此区域是家属等待的区域,而这些家属也是将来口碑宣传的重要人群。因此,在这里要展示出优惠活动的内容、医院以及医生的资质及授奖情况、摘镜展示留影等。

5.2.7　会员专区

会员专区通常设置在术后复查的区域旁,对于术后首日复查的患者(客人)及家属宣讲医院的复查体系、注意事项及会员权益。

5.3　屈光中心视频展示规范

5.3.1　门诊区视频

门诊区视频播放的目的更多的是吸引患者（客人）关注，加深了解，增强信任。门诊视频肩负着吸引"过路客"和"陪同客"的作用。所以，门诊视频大致包含以下内容：

（1）医院介绍：规模、学术地位、专家、设备。

（2）科室介绍：设备、专家、术式介绍、人文、公益项目。

（3）科普知识、屈光基础知识。

（4）手术直播节选、活动节选。

（5）患者（客人）及家属希望在这里看到与自己"密切相关内容"的出现。

（6）术后感言：术后感言是门诊视频的最重要组成部分，患者几句术后感言往往胜过医护人员的千言万语。特别是这些人怎么说更重要，可以说说屈光中心工作人员手术感言、手术前后对比、5～10年前患者现状、特殊职业和特殊病例患者现状。

5.3.2　手术区视频

来到手术区的患者已经基本决定手术了。因此，手术区视频展示重点是提示和指导，具体内容如下。

1.第一阶段（基础知识）

（1）眼部结构。

（2）手术原理。

2.第二阶段(术前指导)

(1)点药指导。

(2)注视训练。

(3)注意事项——手术当日化妆、着装、饮食、休息。

3.第三阶段(术中配合)

(1)更衣及注意事项。

(2)手术准备流程介绍——洗眼、消毒、麻醉。

(3)手术过程及配合注意事项。

4.第四阶段(术后指导)

(1)术后点药要求及注意事项。

(2)术后用眼注意事项。

(3)术后饮食、运动、梳洗注意事项。

(4)术后期望值管理(术后常见情况:眩光、干眼、感染)。

(5)术后复查时间、地点、要求。

5.第五阶段(患者术后感言)

5.3.3　视频范例(仅供参考)

欢迎收看××眼科屈光矫正手术术前宣讲视频,我是××手术医生××。在这个视频里,我会向大家介绍屈光手术的原理以及术前、术中及术后的注意事项。

1.成像原理

我们来看看眼球的基本结构——想象一下我们的眼睛是一个照相机,最外层的"透明镜头"是角膜,最内层"底片"是视网膜。外界光线通过"透明镜头"照射到眼睛里,聚焦后焦点落在眼睛底部的"底片"视网膜上,信息再由神经系统传送到大脑,这就是眼睛的成像过程。近视眼是因为我们看到的远处物像没有落在视网膜上,而是落在了视网膜的前方,因此看远处的景象是模糊的。

2.近视手术原理

那我们该怎么办呢? 一种方法是在角膜前方加一个凹透镜,让图像正确聚焦在视网膜上而不是落在视网膜前方,这就是我们最常见的框架或隐形眼镜。另一种方法是在角膜内部用激光切削一些角膜组织,让角膜中央略微呈现凹陷,人为制作一个微型凹透镜,达到矫正近视的目的。这里想要提醒大家的是,近视手术只是矫正了目前的近视,不是把近视治疗好了。

3.老花及白内障

看到这里,您可能想问,做了近视矫正手术,以后会得白内障吗? 会老花吗? 或者能治疗其他近视引起的眼睛问题吗? 在图中,可以看到眼球内部中央有一个椭圆形透明的"扁扁的水球",这水球是眼球内部最主要的变焦镜头——晶状体。晶状体有弹性,可以通过周边的细丝和肌肉牵拉调节其厚度达到帮助我们看近看远的需求。当我们的年龄超过 40 岁,晶状体的调节能力会下降,看近处物体尤其不清晰,这就是我们常说的"老花眼"。

随着年龄的增加,晶状体的密度也会增高。有些人的晶状体会出现部分浑浊,浑浊范围加大就会挡在前方影响视力,这就是白内障。因此,年长后老花眼和白内障是晶状体的老化浑浊引起的眼部疾病,这两种疾病的发生与近视手术不相关。激光近视手术只是矫正了目前的近视度数,不是治疗近视,也不会引发眼部其他疾病。

4.飞蚊症和网脱

在晶状体的后面是眼球内最大的支撑物——玻璃体。正常视力的人的玻璃体是透明的,而近视的人的玻璃体是相对浑浊的。当患者对着亮光看时,会发现好像有絮状物或者丝状物漂浮在眼前,这就是我们常说的飞蚊症。另外,近视眼的人眼球会比普通人略长,这种拉长有可能导致铺在眼底的视网膜出现变薄,也有可能出现裂孔或者脱落。这些眼部的严重疾病是没有办法通过近视手术解决的。

这里我想强调的是近视矫正手术不能阻止近视眼的进一步发展,所以在决定手术前请您确保近两年近视度数相对稳定,两年内近视增长不超过50度。

5.屈光近视手术后视力可以达到的数值

对于大部分患者来说,术前戴眼镜的视力就是屈光手术后的视力。大家对于手术结果的期望值不要过高。近视手术目的是摘镜,那么术后双眼视力在0.8以上就已经达到了摘眼镜目的了。屈光手术是通过激光与角膜的作用完成手术,而每一位患者对激光的反应会有所不同,因此会出现轻微过矫或欠矫的现象,术后视力有可能出现一定程度的误差,误差范围在50度以内,所以有可能导致少部分患者视力不能达到1.0。通常术后3~6个月视力会有轻微波动,这属于正常现象,大家不必担心。

6.手术室外

进入手术室前,请将随身携带的贵重物品(耳环、首饰、手机)、外套、眼镜等取下并交由亲友保管;长发的女生请将马尾解开,头发散开放在一边,并挽进手术帽中,后脑勺不要有任何隆起,这样平躺在手术床上时头部会比较舒服。

7.进入手术准备间

进入手术室准备间,首先要套好鞋套,工作人员会协助你戴好一次性手术帽,穿好手术衣。

8.洗眼

穿戴好手术服之后,医务人员将为你进行眼部清洁及消毒。请你躺在治疗床上,首先我们会用温度适宜的生理盐水帮您冲洗结膜囊,这一步清洁十分重要,请您听从医务人员指令配合上下左右转动眼球,确保冲洗干净。接着我们会为您进行眼部及脸部皮肤消毒,这样做是为了确保手术区域洁净,控制感染。消毒之后请注意手不能再次触摸消毒区域,如果不小心触碰到消毒区要及时与医务人员沟通。

9.上手术床

接下来,会由我们的护士带领您上手术床。为了避免您的头碰到手术设备上的激光发射头,手术床坐起或躺下时请您认真听从医护人员指令:慢起、慢坐、慢行走。

10.术后要注意什么

屈光手术后3~4小时眼睛都会有轻微的怕光、流泪、异物感,这种情况正常,无须特殊处理。术后视力恢复是一个循序渐进的过程,无须担心。回家以后需要用眼时可睁开双眼,其余时间可以闭眼休息。

11.滴眼药方法

洗净双手,打开眼药水,瓶盖向上,确保药瓶盖内口不被污染。将药水瓶口朝下,第一滴眼药水滴向地面丢弃,这样做是为了冲洗瓶口。请注意滴眼药时药瓶口不要触碰到眼睛或者眼睫毛,以免污染瓶口造成感染。第一滴眼药水丢弃,然后用拇指拉开下眼睑,将眼药水滴入结膜囊1~2滴,闭眼休息3~5分钟。

(1)眼药水应放在阴凉处。

(2)点药前将眼药水摇匀,点药时每只眼仅需一滴。

(3)避免药瓶碰到眼睛或睫毛,以免造成污染。

(4)两种眼药水间隔10分钟以上;注意平均点用,如一天四次,即每天早、中、晚和睡前各一次。

12.全飞秒患者术后当晚注意事项

全飞秒手术完成后无须佩戴眼罩,晚上睡前滴一次眼药即可。

13.半飞秒手术患者当晚注意事项

半飞秒(精雕、微雕、全激光)手术后我们会为您戴上眼保护罩,请戴着眼罩睡觉,晚上不需要滴眼药水。

14.表层术后当晚注意事项

表层手术后需在医院由工作人员为你滴 12 次眼药后戴眼罩离开,回家后当晚不必滴眼液。术后你的眼睛里佩戴了起保护作用的隐形眼镜,所以睁眼和闭眼的时候要特别注意。如果隐形眼镜掉落,特别注意:请不要再将隐形眼镜戴回去,闭眼休息即可。

15.术后需要检查吗

无论您是哪种手术的患者,术后复查都是非常重要的。因此,这里提醒各位患者,术后第二天早上一定按时复查。

16.术后常规用药(仅供参考)

(1)左氧氟沙星片(术前已有):每天 4 次,用完为止。

(2)玻璃酸钠滴眼液(术前已有):每天 4 次;用完后使用聚乙二醇滴眼液,每天 4 次,应连续使用 3 个月。3 个月后根据需要使用玻璃酸钠滴眼液(1~4 次/日)至术后半年或一年。

(3)布林佐胺滴眼液:每天 2 次,用完为止。磺胺类药物过敏者禁用。过敏史不清的患者,如使用 1~2 次后有眼部充血、异物感等症状,应停用该药并在首次复诊时告之医生。

(4)小牛血去蛋白提取物眼用凝胶:每天 4 次,一周内使用完一支,常规使用两周。

17.皮质类固醇激素和非甾体抗炎药物的使用

(1)板层刀(SBK):氯替泼诺混悬滴眼液,每天 3 次,每 10 天递减 1 次,用至术后 1 个月。

(2)表层手术:取绷带镜以前使用左氧氟沙星片、玻璃酸钠滴眼液、普利洛芬滴眼液,均为每天 4 次。取绷带镜后使用妥布霉素地塞米松滴眼液,每天 4 次;一周后用氟米龙滴眼液替代,每天 4 次,每月减 1 次,用至术后 3~4 个月。点眼时避免接触瓶口导致眼药水污染。

18.术后用眼

术后早期可能有视觉质量的干扰,如视物模糊、重影,夜间视力下降、眩光等,会随时间推移逐渐改善。要求大家术后正常用眼,并且双眼同时使用,切忌用一只眼睛视物来判断视力恢复情况,这样会延缓双眼视物平衡的建立,影响视功能的正常恢复。术后早期看近物有眼胀的感觉是正常情况,多锻炼视近会逐渐好转。术后第二天可以看电脑和手机,但注意不要用眼过度,最好每隔45~60分钟休息10分钟。过长时间近距离用眼可能会出现视疲劳,影响视力恢复,还可引起眼部干涩、刺痛,严重者还可能出现眼眶疼痛、恶心、呕吐、胃部不适等。

19.术后护眼

术后1个月内为防止感染,不能游泳和眼部化妆(眼线、眼影、睫毛膏、假睫毛等)。早期避免用力揉眼、挤眼,特别是有瓣的手术方式,同时应避免眼部外伤。在户外紫外线照射较强时一定要佩戴太阳镜,尤其表层手术后6个月都要做好紫外线的防护,以免角膜雾状浑浊的发生而影响视力。

20.术后恢复

除表层手术视力恢复较慢,其余手术方式视力恢复较快,但视力的最终稳定需要3~6个月。大部分患者以为手术完毕就万事大吉,却不知术后遵照医嘱合理用药、用眼护眼以及定期复查跟视力恢复息息相关。

屈光术后复查非常重要,每个医院的术后常规复查时间不太一样。常规来说,术后1周、1个月、3个月、半年和1年复查。需要注意的是,术后1周视力波动最为明显,激素常规使用1个月后需根据复诊情况决定是否停药,所以前两次复查尤为重要。如果前两次复查结果均正常,后面因个人原因不能前来复诊,可在外地能做近视屈光手术的医院进行复查后电话告知您的复查卡号、姓名及检查结果。这里再提醒一下各位患者,术后如果感到不适,即使未到复查时间,也请到本院或者就近近视屈光手术医院进行复查。

其实,无论哪种手术方式,都是医患共同参与,共同努力,以期达到最理想的效果。术后患者积极的配合也是对己负责,提高手术安全性的重要保障。最后,让我们医患携手,各司其职,各尽其责,共同呵护我们的心灵之窗。

5.4 屈光手术常见问题回答

5.4.1 术前顾虑和疑问

1.术前检查有哪些?整个过程要多少时间?

答:术前检查的项目有 20 多项。不同医院、患者眼部情况不同,检查的项目也不同。术前检查整个过程平均需要 1.5～2 小时。

2.为什么手术只要 10 分钟,检查却要 2 小时?

答:对于近视手术来说,手术安全性不仅源于系统、专业、细致的检查,还需要经验丰富的医生对检查结果进行综合分析。一整套标准、规范、系统的术前检查,不仅可以帮助医生设计出更适合个人的手术方案,为良好的术后效果奠定基础,还能够为医生和近视患者选择手术方式提供数据,并能评估出术后所能达到的视力效果。

3.昨天在其他医院散瞳了,今天还能散瞳吗?

答:可以的,散瞳用的眼药水是麻醉剂,起到放松睫状肌的作用,但散瞳药不建议连续使用 4 天以上。

4.散瞳之后要多久才能恢复正常?

答:散瞳的目的是充分麻痹睫状肌,可以准确检查眼睛的真实屈光状态及程度,散瞳后会出现视力模糊、畏光情况。这种情况通常 6 个小时左右恢复。

5.术前检查后多久安排手术?

答:一般检查过后符合手术条件的,最快第二天可以安排手术,检查当天不建议进行手术。

6.近视多少度可以做激光近视手术?

答:一般来说,1200 度以下近视,600 度以内散光,可考虑激光近视手术。但是否可以手术还要结合检查结果进行分析。

7.近视和散光,可以手术同时矫正吗?

答:可以,近视 1800 度以内,散光 600 度以内都是可以考虑手术矫正的。不过手术方式不一样,可矫正的度数是不同的。

8.近视 100 度,做手术和戴眼镜哪个选择更好?

答:近视手术是选择性手术。在不影响正常生活、学习、工作的情况下,100 度近视不建议手术。

9.近视手术有年龄限制吗?

答:近视手术一般适合 18~45 岁的人,且要满足每年度数不超过 50 度的稳定增长。另外,需要与自己所从事的职业考虑。若从事体育、舞蹈等职业,年龄可适当延长。但具体情况还要以检查结果为准。

10.激光近视手术条件都有哪些?

答:有明确摘镜需求:年满 18 周岁,近两年屈光度数稳定,屈光度数近视不超过 1200 度,远视不超过 600 度,散光不超过 600 度;角膜厚度不低于 450 μm;佩戴隐形眼镜者,一般普通软镜应停戴 2 周,硬镜停戴 3 周以上;眼部检查无活动性眼病;能对手术细致地理解,对手术结果的期望符合现实;无自身免疫性疾病。

11. 做近视手术痛吗?

答:近视手术在眼睛角膜上进行手术。角膜上没有血管,只有神经末梢,手术前会滴表麻眼药水,所以受术者在手术过程中几乎是无痛感的。全飞秒和半飞秒手术后麻药失效后,会有轻微的异物感、流泪等症状。SMART 会有点难受,因为直接用激光打掉了表层,破坏了神经末梢,所以痛是正常的。按表层角膜生长速度来算,疼痛持续要三四天,这段时间是有点难受的,心理有准备就好。

12. 激光近视手术全程用时

答:激光治疗只要几十秒钟,双眼手术全场约 10 分钟。但在手术前要做一些术前准备,包括冲洗眼睛、消毒等,从进手术室到出来需要 30～60 分钟。

13. 手术的流程是怎样的

答:术前检查→预约手术→(手术当天)术前检查→手术室换衣服→洗眼睛→等候手术→手术→休息半小时→回家。

14. 手术过程中眨眼睛怎么办?

答:这个放心,手术前护士会给手术的眼睛滴麻药,还会用一个固定夹子把眼睛撑开,所以手术过程中是无法眨眼睛的。但是,也不能乱动,剧烈的挤眼睛或转动眼球会使手术强行停止。

15. 近视手术有禁忌证吗?

答:近视手术当然有禁忌证。术前一定要排除眼部疾病。眼压和角膜一定要正常,有严重糖尿病、全身结缔组织疾病、免疫功能异常、疤痕体质及瞳孔直径过大等症状的患者需慎行该类手术。

16. 做完近视手术可以参军吗?

答:近视在治疗后是可以当兵的。《应征公民体检标准》中规定:右眼裸眼视力低于 4.6,左眼裸眼视力低于 4.5,不合格。任何一眼裸眼视力低于 4.8,需进行矫正视力检查;任何一眼矫正视力低于 4.8 或矫正度数超过 600 度,不合格。屈光不正经准分子激光手术半年后,无并发症,任何一眼裸眼视力达到 4.8,眼底检查正常,合格。

18.近视手术会不会损伤视网膜?

答:激光手术只在眼角膜进行,并不深入眼球内部,与眼部的其他手术完全不同。激光不改变眼球结构,只做光学矫正,而且医生须在术前检查并判断眼部情况是否适合手术,确保安全后才会开展手术。

18.近视和老花能相互抵消吗?

答:近视和老花不能相互抵消,因为它们从致病机理上根本不同。近视是由于屈光不正,而老花是晶状体退化和失去弹性。在临床表现上,近视患者的老花会比普通患者稍轻,但这种"减缓"的程度相当有限。

19.38 岁还能做近视手术吗? 有没有必要做?

答:近视手术的适宜年龄是 18～50 岁,但年龄并非是接受近视手术的唯一标准。是否进行屈光近视手术与从事的职业、个人生活习惯、眼部条件有关。如果个人有摘镜愿望,手术前还需要进行严格的眼部检查,如果检查结果没问题,是可以进行手术的。

20.夏天做激光手术容易发炎? 冬季恢复慢?

答:近视激光手术是一种微创手术。手术是在角膜上进行的,角膜上没有血管,不会出血,术后 2 小时伤口就开始愈合了。术后的恢复与个人的身体状况、严格的术前术后用药、合理休息、健康用眼有关,而与天气和季节关系不大。尽量选择可以充分休息的时间,并遵照医嘱用药,定期复查就会很快恢复。

21.患过角膜炎可以做近视手术吗?

答:近视手术是在角膜上进行的。在角膜炎发病期肯定是不能进行近视手术的。如果角膜炎已经痊愈,并且通过术前检查和评估都没问题就可以接受手术。

在近视手术之前,手术医生会结合您的既往病史和术前检查结果评估您是否可以手术,并制订与适合您的手术方案。激光近视手术术前检查有 22 项,其中也包括角膜的检查项目。若检查出来是处于角膜炎发病期,那是不能进行近视手术的。

22.很多人说做完近视手术会有干眼、眩光

答:近视手术后的一段时间会有不同程度眼部的不适感觉。就像手指上划伤恢复时或多或少的有"感觉"一样,这种主观感受因人而异。激光术后的干眼、眩光,一般多见于高度近视的患者。由于切削的角膜厚度比较多,术后有一段时间会有眩光和眼睛干涩的感觉,经过一段时间这种感觉会有所好转。

5.4.2 手术安全性相关顾虑

1.近视手术安全吗?

答:激光近视手术进入中国已经有 30 年的时间,是一种技术很成熟的手术技术。在手术前您将经历一系列严格检查,须每项检查达到手术指标才能手术,手术就是安全有效的。如有任一项检查不符合手术要求,都是不符合手术条件的。

2.激光会不小心把眼睛弄瞎吗?

答:激光矫正手术的激光是一种冷激光,而且由于激光本身的特性,它很"脆弱",无法穿越层层不同的结构作用于眼底。这种激光是一种指哪儿打哪儿的精准激光,不会穿透角膜伤害眼球内部其他组织结构。

3.为什么眼科医生戴着眼镜,不做激光近视手术?

答:(1)近视手术不是想做就能做的,需要综合近视患者的角膜厚度、瞳孔直径以及眼部和全身的情况来判断是否能进行手术,不符合手术指征是做不了的。

（2）医务人员接受近视手术的比例远远高于普通人群,而从事眼科医务工作的人群,接受近视手术的比例也远远高于普通医务人员。

（3）近视手术,并非治病救命的手术,进行与否其实是看个人的选择,做了这个手术的眼科医生不见得会到处说,没做的也不见得会到处说自己条件不符合。您在门诊见到没有佩戴眼镜的医生也许已经接受了手术,没有告诉您呢。

4.激光近视手术设备重要,还是医生、医院水平重要?

答:每个人情况不同,考虑的因素也就不同。完美完成手术,需要手术设备和手术专家的紧密配合。有经验的医生无论理论水平、手术技术水平都是手术安全的良好保障。来自不同国家和厂家的设备通过了国家认证,安全性是没问题的。不同的设备可以解决不同的眼部问题,重要的是手术是专家对于手术设备,对于手术本身和患者眼部情况综合考量的结果。所以,医生非常重要。手术前谨慎选择医生,选择后信任医生,配合医生,就一定会有很好的结果。

5.4.3　后遗症类相关顾虑

1.手术 10 年、20 年后,视力会下降吗?会瞎吗?

答:老了以后不会因为当年的激光手术视力下降或失明。年老后视力下降和失明可能是花眼或者白内障或眼底疾病等其他眼部疾病造成的。激光近视手术是外眼手术,并不接触眼球内部组织,不会造成眼睛的其他损伤。引起失明的主要原因是青光眼、白内障、糖尿病视网膜病变、视网膜中央动脉栓塞、急性视神经炎以及意外的眼外伤等。更关键的是,激光矫正近视手术位置在角膜上,不涉及眼球内部组织,也不会破坏眼底和视网膜。换句话说,激光矫正近视根本不具备导致失明的条件。

2.术后效果会反弹吗？反弹了怎么办？

答：近视手术本身不会反弹的，手术激光作用在角膜上的基质层，这层组织没有再生能力，一般来说手术后需要注意合理健康用眼，不要因为过度用眼再次"累"出新生近视。如果因为特殊原因又有近视产生，在度数稳定后通过检查，符合手术条件还是可以进行第二次手术的。

3.激光近视手术后会很容易得白内障、青光眼？

答：激光手术对眼部条件有严格的要求，眼科医院只对符合近视手术条件的患者进行手术，经过 22 项系统术前检查，不符合手术条件的患者不可以进行屈光手术。近视手术在眼睛"表面"进行，不会深入眼睛内部，不会搅动眼睛结构，也就不会引发白内障或者青光眼这类的眼部疾病。

而人工晶体植入手术是将一枚超薄"镜片"植入眼睛内部，对医生的技术水平要求比较高，如果测量不准确，放置不当，有引发其他疾病的风险。

4.近视度数太高不能做近视手术，很危险

答：近视度数越高，需要切削的角膜厚度越多，医生需综合患者的角膜厚度和今后用眼健康等方面进行考虑。一般来说，超过 1200 度，角膜厚度不理想的患者可以采取晶体植入手术进行矫正。

5.近视手术后有什么后遗症？

答：系统的术前检查合格就可以接受激光近视手术。如果检查结果中有存在风险的内容，医生会及时跟您沟通。手术后严格按照医嘱进行复查，按时点眼药就不会出现您担心的后遗症。

5.4.4　术后恢复相关顾虑

1.术后多久复查？

答：复查时间：术后第 1 天、第 7 天、1 个月、3 个月、半年或一年，要定期到医院复查。

2.手术后多久可以恢复正常用眼，视力能够恢复到多少呢？

答：一般手术后的第二天就可以正常用眼。稳定期是 1～3 个月，期间不影响正常生活、学习、工作用眼。一般情况下，眼睛没有其他疾病，手术可以恢复到患者戴眼镜的最佳视力，最佳视力可以在术前的检查中得知。

3.手术后能玩电脑、手机吗？

答：术后 1 个月内建议不要疲劳用眼，少玩电脑、手机等电子产品，每小时休息 15 分钟比较好。

4.手术后要滴多久眼药水？怎么滴？

答：手术方式不一样，术后用药也不一样，具体用药可咨询主治医生。一般来说，每种眼药水一天滴 4 次（隔 5 分钟滴一种，不分先后顺序），连续滴 1 个月。

5.手术后感觉眼睛痒，能用手挠么？

答：不能，术后一周内不要用手挠眼睛，以防止手部细菌引起感染。如果进行了半飞秒手术，还要防止出现角膜瓣愈合不稳定导致的移位情况。

6.术后多久能正常工作？

答：全飞秒、飞秒恢复得快一些，一般来说术后 24 小时之后就能正常用眼，这时候就能正常工作了。ICL 一般需要一次手术一只眼，还需要住院，出院之后可以正常用眼。SMART 术后的反应会强烈一点，大概需要 3 天的休息时间。

7.工作中看电脑多长时间要休息？休息多久？

答：手术后一段时间内，眼睛容易出现视疲劳。建议每工作1小时，让眼睛放松15分钟，可以隔窗望远或闭目休息。

8.术后能化妆吗？多久能化妆？

答：术后1周不化妆，1个月不化眼妆。

9.术后多久能洗头？

答：术后是可以洗头的，1周内避免脏水溅入眼内。

10.术后能染发吗？

答：可以染发，术后1周内避免脏水溅入眼内。

11.术后能戴美瞳吗？

答：可以，2周内禁止戴美瞳。不建议戴美瞳，因为美瞳容易引起角膜缺氧，影响角膜的恢复。

5.4.5 运动类相关顾虑

1.手术后能游泳吗？

答：术后1个月内不游泳，不做对抗性运动，避免半飞秒手术角膜瓣移位。

2.手术后能剧烈运动吗？多久能打篮球、踢足球？

答：手术几天后就可以参加一般的体育活动，包括跑步、瑜伽和使用一般的健身器械进行锻炼。术后1个月内不能进行剧烈运动，包括但不限于篮球、足球等对抗性运动。

3.手术后可以开车吗？手术后多久能开车？

答：手术后是可以开车的。不过，1周内不建议夜间开车，因为您的夜视力尚未适应。

4.手术后能坐飞机、高铁吗？

答：可以，旅途中尽量避免碰撞。

5.4.6　术后饮食类相关顾虑

1.手术后需要忌口吗？

答：近视手术后 10 天内，眼角膜尚处于轻度水肿状态，使用激素类的滴眼液就是为了使角膜水肿吸收。这段时间的食物中要减少辛、酸、辣的味道，比如不吃辣椒、生姜、大蒜、洋葱、花椒、火锅等，以减少对眼睛的刺激。同时，还要少吃糖果、甜食、全脂奶酪等。

2.手术后吃什么东西有助于恢复？

答：为了缓解近视手术后早期眼睛的疲劳，每天应该摄入足够的维生素 A。维生素 A 是一种合成视紫红质的原料，视紫红质具有感光作用，存在于视网膜内。维生素 A 缺乏，还可使泪腺上皮细胞组织受损，导致泪液分泌减少，加重近视手术后眼睛干涩的症状。

富含维生素 A 的食物有鸡蛋、牛奶、胡萝卜、甜菜、芥菜、菠菜、南瓜、甘薯、西葫芦、鲜梨、橘子、杏、桃、红枣等。

3.手术后要戒烟戒酒吗？多长时间？

答：需要戒烟酒 2 周。

5.5　工作人员服务规范

5.5.1　总体规范

(1)医务人员统一工作服装，挂牌上岗。

(2)医务人员规范仪容仪态，规范服务言行。

5.5.2 仪态规范

1.表情

3米微笑原则,微笑真诚自然,亲切甜美。工作中保持良好的情绪和心态。

2.眼神

用微笑的眼睛与对方保持接触。采用"散点柔视"方式,将视线停留在鼻子三角区附近。切忌鄙视、斜视、俯视、眯视、上下扫视对方,请勿频繁眨眼睛。

3.手势

用手掌指示方向时,四指并拢,手心朝上,手臂微弯向前伸。切忌用食指指指点点。递送物品时尽量双手递送,必须单手时,用右手递送。单手挥手说再见。

4.站姿

呼吸自然,脊背挺直,双肩放松。双臂自然垂下,双脚自然站直,双膝尽量伸直,将重心放于一腿。双手不要握拳或交叉于胸前。避免"背手"跟随。

5.举止

举止端庄,行走大方,不与同事勾肩搭背,不嬉戏打闹,不在工作场所接打电话和聊天说笑,不在工作环境吃食品。禁止在门诊、检查室、等候区等公共场所化妆。

6.言行

医务人员要语言文明,态度和蔼,语气轻缓,吐字清晰,专业词汇和通俗语言相结合。禁忌高声交谈、大声呼叫或喧哗,不谈论与工作无关的话题,树立职业的医护形象。

诊所内遇到同事或就诊客人时,应主动礼节性示意或问候。

出入诊室应礼让就诊客人先行。

从他人身边经过时,如果对方正在交谈,要从身后绕过,不可从两人之间穿行。

医务人员要内心尊重客人,真诚地关心、体贴客人,面带微笑,主动发现、满足客人的正当需要。当客人寻求帮助时,要热情接待,先微笑后询问,给予引导。

保持良好心情,不将生活中的不愉快带到工作中,保持良好的职业素养;不接打私人电话,如有特殊情况,须向上级说明后,避开就诊客人接听或拨打电话。

工作岗位保持良好的工作状态,举止端庄,行为恰当,做到走路轻、关门轻,避免脚步声或关门声,不在工作场所吃食品、玩手机,建立文明、安静的就诊环境。

5.5.3　仪容仪表整体规范

屈光中心工作人员工作期间一律着规定工作服、衣、帽、裤、鞋、袜。工作服应熨烫平整,保持衣扣完整,无破损,无污渍,并按规定佩戴工作牌。工作服内衣领不可过高,颜色反差不可过于明显,自己衣、裤、裙不得超出工作服。衣扣袖扣无脱落。衣扣全部扣整齐。工作服上衣口袋不插入 2 支以上笔及工具;口袋不装入杂物。外出期间着便装,不得穿工作服进食堂就餐或出入其他公共场所。工作牌按照要求佩戴于相应位置,佩戴端正不歪斜。不得佩戴夸张的首饰,如耳坠、较大的戒指、脚链等。发型要将长发上挽盘起,并佩戴统一的头花,前刘海不得过眼。

5.5.4 女士仪容规范

1.妆容

女士化全妆,且有淡雅简洁的妆感,不浓妆艳抹。口红的颜色应以普通的健康自然色为宜,不夸张。眉毛应以使用深棕色眉笔为宜,轻轻描出眉形即可,切忌把眉毛描得过黑、过浓。睫毛膏应以使用黑色、深紫、深蓝色为宜。眼影以淡紫色为宜。眉骨处应使用白色的过渡色。中午饭后关注装束的保持情况,做到及时补妆。

2.头发

头发干净整齐,不留奇特发型。刘海梳理整齐,做到长不遮眉盖耳,长发应盘起。如染发请整体染色,不宜发色过浅或五颜六色。

3.饰物

发饰应选黑色或统一发饰。工作时间不戴除戒指、小耳钉(不超过耳郭)外的饰物。禁止戴夸张的耳环、戒指、项链、手链、佛珠等配饰。

4.指甲

指甲可以涂颜色,但不能超过两种。不留长指甲及涂抹浓烈色彩的指甲油。

5.服装

护士穿护士服,技师按医生标准着装,医生穿白衣。白大褂里的自穿服不得是低胸装、吊带装,衣服颜色尽可能单色系,颜色不得过于绚丽繁杂。

6.鞋子

鞋子颜色应选黑、白、灰、棕、蓝等基础单色系,不得穿拖鞋、凉拖、雪地靴、跑步鞋等非正式鞋款。

7.裙长、裤子、袜子

裙子长度合宜,不超过白衣。选择黑色、灰色、白色裤子,不穿颜色艳丽或者花色夸张的裤子。穿裙子时搭配肉色或白色长袜。

5.5.5　男士仪容规范

发型后不过衣领,侧不掩耳。自然发色,整洁干净,无头屑。面部干净整洁,不留胡须,胡茬不超过 1 mm。服装白衣内穿衬衣,打领带。或者穿圆领 T 恤,衣服颜色须是单色系。鞋子以黑色为佳,穿前上油擦亮不蒙灰,也可以是白、灰、棕、蓝等基础单色系。袜子颜色不应为跳色,以深色为主。不能穿凉鞋、跑步鞋等非正式鞋款接诊。

5.5.6　语言规范

语言清晰规范,词义准确,通俗易懂。门诊工作中使用普通话,不说方言。礼貌用语,语调亲切,语速适度,音量适中,充满自信。对客人隐私信息予以保密,不议论,不歧视。沟通过程中,应主动提供服务,同情、真诚、尊重,站在客人的立场解答。不指责,不训斥。语言简洁、明确,充满热情,要让就诊客人感到可信、亲切,但也不要太过随意。

称呼得当。在工作交接中将就诊患者一般称为"某某客人",直接称呼时可称为"某女士"或"某先生",不用"哎""你"等不礼貌语言。对无法满足的需求应说"对不起"来表示歉意。讲究语言艺术,说话力求语意完整,符合语法。

范例:

客人说:"这可是我的眼睛,做坏了怎么办?"

答:"您说的没错,眼睛是我们人体最为宝贵的器官之一,是我们获得外界信息的主要来源,正因为眼睛如此的宝贵,作为医生,我们更得为您的眼睛负责了。其实对这项手术的恐惧还是来源于不了解和误解,我们医院的员工许多接受过此类手术,各个岗位都有做完的员工,我自己的家人也做了。如果手术真的像大家所传言的那样危险,我们不会让自己最亲近的人去手术,您说是吗?"

当看到客人在诊室外等待时,应主动上前询问,并根据诊室情况安排检查。

"您好,您检查完了吗?我帮您看一下。哦,医生还在检查您前面的客人,您别着急,再等一会儿好吗?"

5.5.7 服务禁语及建议修改规范

1."再等会儿。"

建议改成:"您别着急,我马上帮您解决。"

2."不知道,去问医生。"

建议改成:"您稍等,我帮您问一下医生。"

3."家属别进来!"

建议改成:"检查室要避免过多的人员进入,请您坐在诊室外面等一会儿。这儿有饮水机,您喝点儿水或者上会儿网,有情况时医生会叫您的。"同时为家属倒杯水。

4."这事儿不归我负责。"

建议改成:"真不好意思,您这个情况属于其他岗位负责,不过您别着急,我帮您联系一下。"

5."喂!"

建议改成:"您好,这里是××,您好。"

6."喂(嘿),快说话!"

建议改成:"您好,有什么可以帮您,您请讲。"

7."大声点,我听不清!"

建议改成:"抱歉,我没听清楚,您可以再说一次吗?"

8."刚才跟你说过了,怎么还问?"

建议改成:"是不是我哪里没表达清楚,我可以再讲一次。"

9."你说话声音大点行吗?"

建议改成:"抱歉,我没听清楚,您是不是说……"

10."什么?"

建议改成:"抱歉,您的意思是不是……"

11."你小声一点行不行!"

建议改成:"对不起,请您保持安静,有什么我可以帮您的吗?"

12."我解决不了,找别人去!"

建议改成:"好的,我理解您的心情。这样我带您去找我的同事,他会帮您进一步解决,稍等。"

13."以前的事情,我怎么知道。"

建议改成:"好的,我了解了,我们把您带到同事那里,他会帮您查询下数据。"

14."你把我搞糊涂了。"

建议改成:"我不太明白,能否再重复下您的问题。"

15."你搞错了。"

建议改成:"我觉得可能是我们的沟通存在误会。"

16."我已经说得很清楚了。"

建议改成:"可能是我没解释清楚,令您误解了。"

17."啊,您说什么?"

建议改成:"对不起,我没有听明白,请您再说一遍好吗?"

18."您需要……"

建议改成:"我建议……您看是不是可以这样……"

5.6 屈光中心投诉处理规范

屈光近视手术是一种锦上添花的优化生活质量的手术。因此,患者(客人)对于术后视觉效果有较高的期望。投诉抱怨的原因主要是对于手术效果沟通不足,再就是心理问题,术前没能筛查出潜藏的心理问题。

5.6.1 客诉处理原则

1.高效原则

对投诉、抱怨、差评做出迅速的反应,速度是关键。面对不良评价,第一时间做出回应非常重要,无论是来自网络差评还是现场咨询的抱怨,务必马上解释和处理。

1小时——1小时内电话沟通,争取1小时内面对面处理。

2小时——收到投诉与建议后2小时内生成投诉受理记录。

24小时——对投诉患者进行回访,了解患者是否满意医院处理结果。

2种结果——问题解决,生成患者投诉完结记录;问题未解决,继续督办和追踪投诉处理进度。

2.首问负责制

在哪里反映出问题最终解决的收口就要在哪里,不把客人推来推去,要由接待人员陪同解决。如果是网络问题,要及时反映给相关部门主管,做到"1小时回应,24小时完美解决"。

3.不妄下结论

屈光手术是一种医疗行为,如有医疗问题要请专业人士进行解释说明,其他工作人员不妄下结论,以免造成误解。

4.认真倾听,认同感受,只解释,不争辩

脾气火爆、极其挑剔的客户也常常在经验丰富、专业资深的倾听者面前变得温和。当客户愤怒地抱怨自己的不满时不要反驳,否则,会让客户的情绪更加激化,让事情更加难以处理。应该不时做出肢体及话语的回应(微笑、点头、回答),不时表示能理解对方的感受,并找到问题发生的原因。

举例:

(1)"我能理解,这样确实挺不舒服。"

(2)"我非常理解您的心情。"

(3)"我理解您为什么会生气,换成是我,我也会跟您一样的感受。"

(4)"请您不要着急,我非常理解您的心情,我们一定会竭尽全力为您解决的。"

(5)"发生这样的事,给您带来不便,我非常理解您此刻的心情。请放心,我们一定请专家会诊,给您一个满意的答复。"

(6)"如果是我,我也会很着急的……""我与您有同感……""是挺让人生气的……"

5.如有必要,转移谈话场地

当患者(客户)情绪激动、讲话声音大而影响其他检查患者时,可以请患者(客人)到办公室或者咨询室等相对独立的空间坐下来慢慢沟通。

举例:

"您好,我是医院××,这件事给您带来这么多的麻烦实在是非常抱歉,如果我是您的话,我也会很生气的,请您先消消气。来我们这边坐,跟我讲讲怎么回事?"

6.让客户了解处理进度

阐述解决问题需要的步骤,并立刻联络相关人员当面解决或解释。如果需要后续跟进,可以预约时间,并告知客户后续的问题将在什么时间、找到谁、得到怎样的解决,同时告知这样做的原因。

举例:

"您好,感谢您反映的问题,您的意见对我们很重要。我们为您准备了一份小礼物,您可以告诉我邮寄地址吗?我们尽快给您寄到手边,感谢您的理解。另外,医院会在下周三与您联络,为您反馈信息。"

"您好,我很能理解您的想法,但非常抱歉,您的具体要求我们暂时无法满足,我会先把您遇到的情况反馈给医院领导,有了明确回复后我会再与您联络,好吗?"

7. 定期回访跟进

投诉、抱怨、差评如果处理及时得当,都可以变成好口碑的开始。通常提出投诉的客户性格多属于胆汁质和多血质的客户,这两类气质的客人多属兴奋型和活泼型,他们的情绪兴奋性高,抑制能力弱,社交相对广泛。超出期望值的合理解决问题将变成好口碑被客人广泛传播。定期跟进(抱怨发生 7 天、20 天、30 天、60 天)都要请固定的人员,随访沟通,问询目前的情况,指导其如何处理并送上祝福和感谢。

举例:

(1)"非常感谢您这么好的建议,因为有了您的建议,我们才会不断进步。"

(2)"谢谢您的理解和支持,我们将不断改进服务,让您满意。"

(3)"您都是我们的老客户了,我们当然不能辜负您的信任……"

(4)"感谢您对我们的服务监督,这将让我们做得更好。"

(5)"感谢您的支持,您反馈的建议将成为医院日后改进工作的重要参考内容。"

（6）"针对您刚才所反映的情况，医院会不断改善，希望改善后能给您带来更好的服务。"

5.6.2　不同类型投诉（抱怨）的解决方法

屈光手术是一种医疗行为，由于角膜组织对于刺激的反应水平不同，加之个体眼状况、眼恢复、眼调节水平存在差异，因此在术后不会呈现完全相同的恢复进度。如果术前医务人员没有对手术原理、恢复情况、常见现象解释清楚，就会出现患者焦虑引发的投诉或者抱怨。

1. 对于求助型的抱怨

医务人员在了解清楚患者（客人）的诉求后可以给予帮助解决。

例如，如果患者术后有眼睛干涩的现象，不舒服，医务人员可以告诉他术后干眼发生的原因、干眼症状减轻的时间以及减轻干眼症状的几种办法。

2. 对于咨询型的患者（客人）及家属

工作人员可以联络手术医生进行进一步检查及咨询。医院咨询中心人员可以与其单独沟通，深入讲解。

例如，全飞秒术后一天轻微的雾视问题。比较有效的方式是请手术医生沟通解释，并举例说明雾视现象出现的原因和将在何时消退。

3. 对于发泄型的患者

管理客人手术期望值，合理诉求快处理，无理取闹慢处理。

我们要耐心倾听患者（客人）的诉求和不满，从患者（客人）及家属的角度理解他们的不满。认真处理暴露的问题。

举例:

(1)"您都是长期支持我们的老客户了。"

(2)"您对我们业务这么熟,肯定是我们的老客户了。不好意思,我们出现这样的情况,太抱歉了。"

(3)"您好,很抱歉之前的服务让您有不好的感受,我们非常重视您的意见。"

注意:①让客人感受到医院重视他的诉求。②全面准确地了解客人潜藏的诉求。

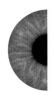

第6章
屈光中心服务流程解决方案

好体验源自物有所值,好口碑来自物超所值。

从前,传统医疗并不重视就诊体验,医疗流程设计以满足学科发展的"救死扶伤"为核心。而屈光手术属于非必需的"选择性手术",周到的服务、良好的就诊体验已成为赢得好口碑、促进医院高速发展的根本。

6.1 线上客服模块

线上服务水平是"看不见的核力量"。线上客服是潜在客户到院前接受医院服务的第一个环节,线上服务能力直接影响客户到院的数量和质量。屈光手术的潜在客户常常会在到院前拨打2~3家医院的咨询电话,同时在移动端进行搜索咨询。因此,线上客服应结合搜索引擎、官网、公众号、商务通等方面工具,提升服务质量。线上客服人员无法与客户"见面",服务完全通过远程进行,能力水平要求更高。人员招聘时建议选择有服务行业背景或其他科室线上服务经验的人员。客户进行线上比较更便利直接,成本更低,客户常常在家就筛选排除了服务能力不足的医院,医院往往对于流失不知情,这给医院运营推广增加了难度。日夜忙碌、辛苦策划的活动常常因为线上客服活动邀约水平低、互动答疑能力差、跟进随访不够,让活动效果大打折扣,让好结果"付诸东流"。线上客服要做到及时应答,电话铃响 3 声内响应,线上回复 7 秒内响应;专业统一,线上客服要与屈光科诊疗原则讲解方向一致;答复有技巧,避免用"患者"等词汇,建议选用柔和、亲切的昵称。

线上客服主要职责:

(1)为客户简要解答基本问题。

(2)引导客户到院咨询就诊。

(3)为客户安排到院时间段,并联络科室接待。

(4)编辑预约短信内容,告知来院路线及注意事项。

(5)按时发送术前检查注意事项的告知短信。

(6)活动邀约,会后回访。

(7)客户信息收集。

6.2　前台接待模块

四目相对先微笑是医院服务软实力的体现。前台是客人踏入屈光中心的第一步,前台的服务水平也为屈光中心的品质服务留下难忘的第一印象。无论屈光中心是否设有独立的接待中心,都需要认真思考对待。前台接待起着接待到诊、收集汇总关联客户信息、简单答疑、预约、疏导的作用。

不同性质的医院,接待分诊肩负着不同职责。接待分诊通常由护理人员担任,她们肩负着初步分诊、建档、简单答疑、衔接后续接待等工作。

想让患者拥有好体验,前台接待需要装束得体专业,语气自信平和,保持得体微笑,主动接待,主动转递信息。

6.3　咨询服务模块

好的咨询师是顾客的就诊顾问，也是知心朋友。

护士、线下客服、咨询师的岗位职责：

(1)初诊建档，填写信息采集表。

(2)初步咨询沟通，引导进入检查流程或医生进行基本问诊。

(3)陪同检查并进行简单介绍、解答。

(4)协助进行部分检查项目。

(5)散瞳时进行科普宣教。

(6)对于检查过后未预约手术的客户，询问原因并记录相关信息，后续跟进或交由客服或相关部门后续跟进。

(7)对于检查未预约或咨询未检查的潜在客户，离院 24 小时内回访。

(8)建议不提供专业问诊。

咨询岗位提升客户就诊体验最好的方式是专业。不建议咨询人员进行过于专业的问诊，专业的咨询由专业的人员进行。跨学科问诊因为学科角度不同，容易让患者混淆而产生更多困惑。接待咨询人员是全流程服务的纽带，建议主动信息共享，将客户诉求、顾虑等相关信息向其他岗位传递。

6.3.1　接待到诊

迎客第一步是专业得体的"三米微笑"。

标准微笑：三米六齿——对方在距离你三米时就可以看到你标准的六齿微笑。

看似简单的微笑，能全员做到不容易。这是软实力。"三米微笑"貌似与成交无关,却是服务功底软实力的品质展示。服务环节中的点点滴滴汇聚成客户的总体印象和综合体验,默默为成交和好口碑贡献力量。

6.3.2　整合客户信息

前台接待处也是收集客户信息、关联门诊各部门信息的关键部门。在这里协助客人填写客户信息采集表,告知客人填写个人信息的目的是确保电子病历的准确,为医生进一步制订手术方案做准备,应尽可能详细、准确,并承诺医院将做好信息保密。

1.询问并记录基础信息

基础信息根据医院的需求填写。在基础信息中比较重要的是采集患者的住址信息,患者家庭住址与医院的距离信息汇总后可以分析医院品牌推广影响的范围以及影响的主要院校和单位。

2.询问并记录来源信息

(1)网络预约:查看并记录短信内容,确定检查费标准,注意在患者转接单中标注:有短信,检查费××元。

(2)客人转介绍:填写介绍人姓名,持有优惠券者注明"有券",无优惠券者注明"补券"(根据提供的原持券人信息查询到准确信息后补优惠券,并将信息记录在咨询表上)。

(3)市场渠道:填写渠道工作人员的相关信息,根据相关信息在患者转接单注明检查费减免情况。

(4)员工介绍:填写介绍人姓名,确定检查费标准,并注明检查费减免情况。

(5)其他渠道也要尽可能详细填写。

3.询问并记录眼部及其他疾病信息

(1)是否有摘镜意愿。

(2)视力下降,看远困难多久。

(3)佩戴框架眼镜多少年,更换眼镜频率以及眼镜度数进展近一年是否超过50度。

(4)是否佩戴角膜塑形镜,佩戴年限,停戴天数。

(5)隐形眼镜佩戴时间,如果不是长期佩戴,可以注明"间断"或者"偶尔"。停戴隐形眼镜的时间按照停戴最后一天记录。

4.询问并记录既往疾病史

(1)是否在怀孕期或哺乳期(哺乳期若在一年以上的询问医生后再确定是否可以检查或手术)。

(2)是否有精神类疾病(不建议直接询问。若客人或家属描述有精神类症状,则通知门诊医生。若医生不建议手术,可与家属说明不建议手术的原因,取得家属的理解与支持)。

(3)是否有全身疾病。是否有眼部疾病或其他疾病用药。

5.询问并记录眼部手术史

(1)若近期有眼部手术史,需要告知医生确认是否继续后续检查。

(2)是否有眼外伤或眼部手术病史。

(3)是否存在其他眼部疾病(写出眼部疾病名称)。

6.询问并记录药物过敏史

有药物过敏史一定要记录在咨询表上,并在病历袋上注明过敏的药物名称。

7.询问并记录家族遗传眼病史

家族遗传眼部疾病史主要指圆锥角膜、青光眼、角膜变性等。询问家属是否有眼部疾病,尤其是角膜方面的疾病。

8.前台及咨询(客服)关键话术

(1)凡有进入门诊的客人,一律起身微笑接待,询问来意后根据不同的就诊目的给予相应服务。

(2)如果是综合医院或者是没有设置在屈光中心的工作人员,接待来宾咨询时,请说话前先露出微笑。问明来意后,传递屈光中心宣传单页。

(3)打招呼:当有客人进入诊所时,立即起身、微笑打招呼,并问明来意:"您好,需要帮助吗?"

(4)引领:当来访者表示要去某部门时,指明方向并引领客人走3步。引领时左手前臂保持弧度自然抬起,手指并拢,掌心朝向斜上方,指向相应方向。

"您好,女士/先生,请您跟我来,我带您过去。"

"您好,女士/先生,请您直行到达电梯上二楼,左手第二间就是了。慢走。"

(5)接待:当来访客人表示要找某位工作人员时,引领客人到候诊区/会客区稍坐等待,并帮助客人倒杯水双手递上。

"您好,女士/先生,您先在候诊区稍等片刻,我马上帮您联系。"

(6)填写表格:客人表示不愿填写身份证号、地址等个人信息时,耐心解释填写原因。

"您的个人信息主要用于为您建立电子病历,为了保证其准确性,需要您如实填写,请您放心,您的个人信息我们一定会严格保密。"

"设计手术治疗方案时医生会参考您的年龄来做个性化的设计,如果您填写的年龄与实际不符,会误导医生设计方案,最终影响手术效果。"

(7)填写信息:客人表示不想留详细地址时,要讲明预留详细地址的原因。

"如果术后您有需要邮寄的药品或者资料时,需要有准确的地址。请您放心,您的个人信息我们一定会严格保密。"

（8）送客：客人离开诊所时，讲明屈光中心如何后续服务，提升客户满意度。

"您慢走，等您回去后如果有需要进一步咨询的问题，您可以拨打我们的客服电话，或者网络在线咨询。"

（9）安抚：当检查客人较多，需要排队或等待时，最好帮客人倒杯水双手递上。当验光室人较多需要排队时，可适当调整检查流程。

"女士/先生，目前需要做这项检查的人比较集中，我已经帮您排上队了，您前面还有××位客人，您先坐在诊室门口的沙发上稍等，等到您检查的时候我会叫您的。"

"女士/先生，我先带您去其他检查室，这样可以在不影响您检查的基础上为您节省一些时间。"

6.4　屈光检查模块

6.4.1　接待初诊客人

微笑接待，简单自我介绍后将客人及其家属带至候诊区就座，为客人及家属倒杯水后开始接待。根据客人情况掌握咨询时间，除解答疑问、介绍医院优势外，可带领客人参观院内环境，简单了解检查流程，更直观地让客人对医院有更深入的了解，以增强信任。

6.4.2　检眼师（验光师、特检师）工作职责

确保检查结果准确，通过沟通获取患者信任，增强患者信心。

检查前,简单沟通该检查的名称、内容、目的。检查中,提前沟通检查时出现在客户眼前的变化或现象、感受。检查后,沟通检查结果、正常范围以及结果对手术的积极影响。检查后,建议强调该项检查结果是否符合手术要求。用口语化的比喻方式科普讲解专业部分内容,并鼓励客户及家属提问。检查过程中,不向客户及家人做出手术诊断意见。

注意事项如下:

(1)所有来访客人都应挂号或登记以便进行数据统计。

(2)初诊流程中要有客人信息记录,以便有效传递信息,形成团队医疗。

(3)挂号或登记单没有进入检查环节的患者,科室在客人离院当天应对客人进行电话回访(回访要点及话术将在后面章节中详细讲解)。

(4)除医生外,建议其他工作人员不要给予诊断建议,且散瞳宣教建议不少于10分钟。

(5)如果咨询检查后客人未预约手术,建议咨询师或客服人员进一步了解顾虑,留存回访信息,记录未预约的原因,并在24小时内安排回访。

(6)如因其他原因转诊,跟踪落实患者转诊情况,并在30天内再次回访。

6.4.3 初检(普检)项目

检查后若不能手术或不适合继续检查的暂时停止检查项目,根据情况处理。

(1)若因禁忌证等原因不能手术:告知原因,安抚客人,根据客人情况分析可否行其他手术,如后巩膜加固术、白内障手术等,并转至相应的诊室进一步确定。

（2）刚摘隐形眼镜、角膜炎等原因不宜继续检查：根据情况开消炎药，嘱客人按医嘱点药，初步预约下次检查时间。

6.4.4　检查环节关键话术

咨询后暂时不检查的客人，若是由于摘隐形眼镜时间不够、开车、没有时间等原因的可简单填写咨询表，告知下次来检查时可调出该表继续检查。发放相关资料，告知医院联系电话，提醒检查前注意事项，由接待的咨询师送至电梯口与客人道别，待电梯门关闭后回到岗位。

（1）交代检查：带领客人开始检查时，第一时间告知客人接下来进行的检查及陪同的人员情况。

"您今天的检查由我全程陪同您完成，在检查过程中有什么需要帮助的您可以直接跟我说，我会尽力帮助您。"

（2）安抚：当客人表示紧张时，要及时给予安抚。

"您别担心，整个检查很好配合，大部分都由仪器完成，而且检查都是无损伤的，检查时我会陪在您身边，您把我看作是您在医院认识的熟人就不紧张了。"

（3）答疑：当客人询问检查是否就此结束了时，简单说明检查流程。

"刚才只是做了几项基础的检查，医生观察眼部有没有明显的不宜手术的疾病，这几项检查通过后再交费开始您全套的术前检查项目，这样的流程安排更合理。如果初步检查后不能手术，刚才这几项相当于是免费检查，也避免了您交完费之后由于不能继续检查而产生退费的麻烦。"

（4）咨询：当客人表示需要咨询时，带领客人到候诊区落座，并帮助客人倒杯水,双手递上。

"您好,我是咨询师/××医生助理/客服××,您今天在医院的问题由我来帮您解答。"

(5)质疑:当客人表现出对工作人员专业性有所质疑时,接待过程中要认真倾听客人的诉求,通过客人描述初步了解客人一般信息及需求,在工作中表现出专业度。

"请您放心,我是专职的眼科咨询师,我的工作职责就是为您答疑解惑,而且我在眼科已工作多年,我会以我多年的临床经验给予您专业的解答,相信会让您满意的,如果有必要与医生沟通我会帮您安排。"

"女士/先生,关于您刚才咨询的这个问题,内容涉及很多手术过程中的细节,不如我带您去医生诊室找我们医院的手术医生进行咨询,相信会让您得到更满意的答案。"

(6)感谢:当客人对咨询师的解答很满意时,表达感谢。

"谢谢您对我工作的认可,这是对我最大的鼓励,我也很高兴能为您服务。"

(7)对待犹豫:当客人对自己能否手术表示担忧,既想检查又还在犹豫的时候,介绍检查的必要性。

"如果您有时间,我可以先带您做几项免费的检查,看看您的眼部状况,通过检查结果可以初步判断是否能够手术。"

"其实无论您最近手术与否,全面细致的术前检查不但可以判断您的眼睛是否符合手术条件,而且还能了解哪种手术方式更适合您的眼睛。另外,我们医院的检查项目特别全面,而且都是世界上最先进的检查设备,即使不手术,这样的检查也相当于给您的眼睛做了一次全面的体检,还是非常有意义的。"

6.4.5　特殊检查流程介绍

1.电脑验光

2.显然验光（主观验光）

基本确定度数，了解最佳矫正视力。

3.测量旧镜度数

了解既往戴镜度数，了解度数增长情况。

4.角膜地形图

了解角膜前表面形态、曲率，初步排查圆锥角膜。

5.光学生物测量

包括角膜厚度、前房深度、眼轴等。

6.角膜生物力学分析（ORA）

获得准确眼压值、角膜弹性和硬度等角膜生物力学数值。

7.散瞳

散瞳一般45分钟，点散瞳药2～3次，点药间隔15分钟左右，以双侧瞳孔充分散大且对光反射消失为标准。利用客人散瞳阶段可与客人简明扼要地介绍检查结果，告知散瞳的目的、散瞳后的检查项目及意义。

（1）散瞳患教要点：

①选择较为理想的检查数据为讲解重点，目的是坚定客人的手术信心。

②若客人表现出反感，不要过多交流，留给客人一个自主、安静的检查环境。

③语言要严谨、专业、客观，体现诊所各方面的优势，一切以保证客人手术安全，不损害诊所利益，提供优质服务为工作准则。

④只解答客人咨询的问题，简单分析客人检查结果是否正常，

不可替代医生做出任何诊断,更不得在没有征得客人意愿的前提下直接推荐手术方式以及指定专家。

(2)以下情况暂不散瞳:

①未进行显然验光。

②大散光需做个性化检查。

③眼压高于 21 mmHg。

④前房过浅。

8.三维图像分析

通过对角膜前后表面三维图像分析,获得角膜不同区域厚度。

9.伽利略眼前节分析仪

这是全球诊断圆锥角膜准确性最高的设备。

10.光学相干断层成像(OCT)

OCT 可观察角膜形态,并通过眼底视盘区断层扫描,得出角膜不同区域厚度、角膜上皮厚度。

11.眼底照相

这是适用于 800 度以上近视的检查。

12.角膜地形图引导

大散光等需做地形图引导的个性化手术。

13.共焦显微镜

共焦显微镜用于角膜内皮细胞计数,适用于全飞秒、白内障、可植入式隐形眼镜。

14.散瞳验光

散瞳验光可得到最接近个人实际度数的准确验光值。

15.超声角膜测厚

通过超声方式进一步确定角膜厚度,与光学生物测量核对。

16.散瞳查眼底

排查眼底视网膜病变,得出视网膜病变的原因及危害,发现早期问题后进行眼底激光治疗。

6.5 医生诊疗模块

医生诊疗过程包括汇总检查结果,确定手术方式,手术方式的讲解,交代手术风险,手术知情同意书讲解、签字,讲解术前训练及术中配合,开具术前眼药并讲解眼药使用注意事项等方面的内容。

6.5.1 门诊医生职责

(1)充分讲解透彻 1~2 种手术方式的核心差异。

(2)讲解沟通时长不少于 20 分钟。

6.5.2 手术医生职责

(1)手术前,手术医生亲自面对面宣教,时长 3~5 分钟。

(2)术后一日复查,建议手术医生亲自复查并进行指导宣教。

(3)复查后,医生与患者加微信好友进一步交流。

6.5.3 咨询、客服、护士在医生谈话时的作用

(1)客人对手术方式及手术专家有自己想法的,对手术有顾虑的,需提前提醒医生注意。

(2)有家属陪伴来的,帮客人将家属请到诊室听术前交代,尤其是未满 18 岁的客人需要家属签字。

(3)此时咨询师在诊室门口等候,观察客人在签字过程中的顾虑所在及主要关心的问题,以备在讲解术前注意事项时加以针对

性的安抚,减少客人对手术的顾虑,增强在我院手术的信心。

6.5.4 医生谈话答疑技巧

1.医生谈话——手术人群分类

手术方式的选择要根据经济状况以及眼部的基本情况、职业需求综合考虑才能确定。

一般来说,可以来院手术的客人分成四类:

(1)高考学生群体。每年两季的手术高峰期中,学生是手术人群主体之一。这类人群的家长往往对手术价格并不敏感。此时,应提醒家长手术高峰期医院手术排期比较满,要尽早缴费检查,尽早安排手术。

(2)军人群体。到了征兵季,近视手术的选择方式有了新的变化。征兵手术高峰期不像学生手术那样集中,但这类人群对手术价格比较敏感。在沟通中,医生应注意到这类人群关注的重点,比如手术的安全、恢复速度、对高强度训练及运动的影响度。

(3)公务员、教师群体。他们不像前两类人群由父母付费。这类人群是自付费,因此对手术价格相对比较敏感。他们往往希望选择最好的手术方式,同时得到更优惠的价格。这类人群大多已经步入中年,阅历丰富,理解能力更强。沟通时要强调手术是医疗行为,不同于商品,手术费昂贵的原因是手术及检查设备的等级及种类不同,低价手术存在较高的潜在风险。

(4)特殊人群。他们是医疗专业其他领域工作人员或者官员领导类,他们对手术价格敏感度相对复杂,他们内心需要被尊重,享受与众不同的优厚待遇。此时,门诊谈话医生更像是心理学医生。在咨询过程中,根据他们的用眼需求找到他们内心真正的顾虑。帮助他们分析不同手术方式的利弊,分析病情过程中最好只推荐和介绍最多三种手术方式,不要一一详细介绍,介绍的同时传递手术信心和优秀的术后结果。如果时间允许,可以带领他们参观手术室,查看术后复查的患者结果。这一类患者未来往往是好口碑的发起者,一定要认真对待。

2.医生谈话——手术方式

医生可以对手术方式进行合并分类,按照类别与患者及家属沟通更容易理解。

(1)第一类是无论你配合得好不好,手术都可顺利完成。这类手术的缺点是术后需要几个月的恢复时间,恢复的快慢与身体情况有关。如果恢复慢就有可能在征兵或公务员体检时眼睛还没恢复好。这类手术需要按照医嘱点眼药3个月,严格定期复查,比较适合眼睛角膜薄,不能进行其他手术的患者。

(2)第二类手术优点是术后、术中配合要求不高,术后恢复也不错,例如飞秒手术。但缺点是术后运动时要留意些,防止对抗性运动时碰到眼睛使角膜瓣错位或分离。

(3)第三类手术是全飞秒手术。这种手术切口微小,术后恢复快,手术第二天就可以正常工作生活,适合喜爱运动、从事特殊职业的患者和军人。

3.医生谈话——手术后再一次近视怎么办

"近视手术的要求是18岁以上且2年内近视度数浮动不超过50度。18岁以上眼睛状况基本稳定。根据激光治疗近视的工作原理,正常情况下你不会再近视了。但是有几种情况可能对近视治疗有一定影响。第一种情况,你的眼睛激光敏感度不够,这种情况会导致近视矫正不足。第二种情况是你的眼睛对激光特别敏感,就会过矫,就像同样一碗饭的量,有的人会吃撑,有的人吃不饱一样。但过矫和欠矫的情况发生概率比较低。第三种情况是术后视力回退,这是因为每个人的眼睛长得都不一样,恢复能力也不一样。就像手指划破受伤,有的人伤口恢复得又快又好,有的人就会

213

留有小伤疤。所以手术后回退的概率还是会有,但这种情况常常发生在术前近视度数高,且恢复不好的人群。最后一种情况是近视手术后过度用眼,使眼睛长期过度疲劳,让眼睛再度近视。如果您自己不重视用眼卫生,我就没办法了。如果真发生这种情况,也不必着急,如果角膜情况良好,可以通过二次手术矫正。但这种情况发生概率很低,不要为万中无一的小概率事情纠结。"

4.医生答疑——近视手术后,眼部还会得其他疾病吗

"这个问题问得好。我们总是把眼球看成一个整体,当成是一个器官。其实眼球结构挺复杂的。我们先来一起看看眼睛的生理结构。激光近视手术相当于在眼球的'皮肤'上做手术,不会深入到眼球内部,因此激光近视手术不会引发眼睛内部的其他疾病。近视手术像是在相机表面修理镜头部分,照相机其他部分出现问题,比如相机的成像系统或者机械传动系统坏了,近视手术是解决不了的。同样,如果你的眼睛其他部件坏了,近视手术也解决不了。所以,手术前,我们要在医院进行20多种检查,排除眼睛的其他疾病,这样才可以确保手术成功。"

6.6 预约手术流程模块

屈光检查后带领客人到前台交费取药,与前台工作人员确定该客人手术时间、手术方式、预约的专家以及是否需要会诊等信息并讲解术前注意事项。

6.6.1 讲解术前用药及注意事项

1.术前眼部卫生要求

术前不戴隐形眼镜,不游泳,不洗桑拿,尽量不接触小动物。

2.术前点药频次及点药注意事项

(1)提前 3 天点药:每日 4 次(早、中、晚、睡前各一次,手术日 2～3 次)。

(2)提前 2 天点药:每日 6 次(手术日 2～3 次)。

(3)提前 1 天点药:术前一天共计 10 次,手术日 2～3 次。

(4)当日检查当日手术:术前点够 10 次。

注意:不推荐检查当日手术,因为点术前眼药时间太短会增加术后感染概率,并且瞳孔无法恢复到正常大小,影响术中配合度。

3.注视训练

需告知练习的技巧及重要性。同时提醒患者们无须过度担心,手术中有多重保障,可协助客人顺利完成手术,避免个别客人由于过分担心注视不好而引发进一步紧张。

4.术前要求

讲解术前着装要求及禁用香水。

5.讲解手术中的配合

宣教中不必过分强调设备注视灯光的颜色。

6.术后要求

讲解术后当日注意事项,提醒术后复查,对于手术当日没有家属陪伴的客人,加讲术后注意事项。告知客服联系电话,告知有问题可与客服部门联系。

术前宣教范例将在后续章节中详述。

6.6.2　医生讲解手术以及麻醉过程范例(仅供参考)

"全飞秒手术几十秒时间就完成了,你只要躺在手术床上默默数数就好了。我们知道,眼睛是比较敏感的,进了一粒小小的沙子都会流泪,手术过程中会不会感觉到疼痛呢? 答案是不会的。激光近视手术的麻醉方法不打针也不吃药,而是点眼药麻醉,手术前我们在你的眼睛里点 3~4 次麻药,麻药 15 秒起效,27 分钟后逐渐消散。点过麻药后你的眼睛就会没有知觉,你会发现术前注视训练"定睛"1 分钟不太容易做到,而在激光手术中点过麻药的眼睛'愣神'1 分钟比术前更较容易做到,这就是麻药的作用,所以不必紧张。"

6.6.3 医生讲解术中配合范例

"你可以躺平,尽量让自己躺得舒服点,盯着'灯泡'就好了。尽量把自己的心清空,不胡思乱想。正常呼吸,不要憋气,不说话,可以张口呼吸。手术室里的空气极其洁净,抓紧时间好好呼吸,清清肺。这样呼吸挺不错。听到我的指令默默执行就好,不要点头,不说话回复。手术中保持双眼同时睁开,不要'睁一眼闭一眼'无论眼睛是否被'单子'遮住,都要记得双眼同时睁开。"

注意在扫描完成时说"手术完成了,非常好啊",以立即解除患者的紧张心情。

取透镜时说"还要坚持一会儿啊,给我一点儿时间清理、打扫一下手术现场"。

6.6.4 解读手术中医生的指令

屈光手术全程患者都是平躺仰卧位。所以,当医生说"请看正上方",此时"正上方"指的是手术室棚顶的方向,而不是患者头顶的方向。

如果医生在手术时说"面部左转一点点""下巴低一点""左眼向左一点点"。此时,患者应该调整动作越小越好,做能做到的最小动作,因为设备精度很高。

6.6.5　配合指导术中患者的三个关键动作

1.术中注视

"你要看好正上方的绿灯。当我们帮你摆好平躺的位置后,头就不要再动了,眼睛朝着绿光的方向看。有人说我看不清楚灯怎么办? 没关系,朝着灯的方向看就好。有人问灯光是不是一直都在呢? 不是的,手术中可能有一小会儿没有灯,甚至看不见灯,这都是正常的。"

2.睁眼睛

"我们的手术是在角膜上进行的,因此眼睛要保持始终睁开。我们的眼睛要睁多大呢? 不必瞪眼睛,自然睁开就可以。什么时候睁眼睛? 进了手术室后,我希望大家多闭眼睛休息。哪怕护士与你核实信息时你都闭着眼睛。但是,当医生告诉你睁开眼睛开始手术时,你就要好好睁开眼睛了。睁开哪只眼睛呢? 只要开始手术,就要双眼同时睁开。无论手术在做哪只眼睛,另一只眼睛都要睁开。即使是已经做完手术的眼睛也要睁开,无论眼睛是否被单子遮盖。能不能眨眼睛呢? 我们允许我们的患者在手术过程中正常眨眼睛,这里关键词不是'眨眼'而是'正常'。大家不用担心,手术时我会用一个小工具把你的眼睛撑开,但我提醒大家,这个工具不能代替你睁眼。不能单靠器械撑开眼睛,你要主动睁眼睛。只要你有闭眼动作,黑眼球就会上翻,这叫'贝尔现象'。睁一眼闭一眼会影响手术效果。手术时激光光束是从正上方,也就是天棚的方向直直地照下来。当你有闭眼动作时,眼睛就会向上偏移,激光能量的效果就会受到影响。例如,我们用手电筒光正对着墙照射时,墙上的光是正圆形。当你侧过来照射墙面时,光影变成椭圆形,椭圆的光线周边能量不足。所以,手术中要么一起闭着双眼休息,要么就双眼有意识地同时睁开。当眼睛滴过麻药后似乎不容易睁开,需要我们克服。大家的配合对手术效果很重要。我做过手术的最小患者才七岁,他都可以配合得很好,大家没问题的。屈光手术采用点滴眼药麻醉方式,不会疼,但会有少许'酸''麻''胀''累'的感觉,这些感觉无法通过麻药克服,坚持一下就过去了。"

3.与手术无关的小动作越少越好

"从你步入手术间到走出手术间,应该有 10 分钟左右的时间。在这个过程中,你尽量保持放松的状态。关键是手术中无关的动作尽量少做,比如咽口水、憋气、咬牙、攥拳。"

6.6.6 讲解术中注意事项

(1)手术时注视灯比较亮,足够的亮度可以保证医生视野清晰,接受手术的患者需要克服。

(2)手术中因为冲洗,可能会有液体顺着脸往下流。不必在意,不必擦,医护人员会处理。

(3)选择全飞秒激光的手术全程比较安静,没有设备工作声响。选择准分子激光手术的,术中会闻到焦煳气味,听到设备工作的声响。这都是正常的,不必过分担心。

(4)进入手术室前,请大家前去卫生间。把手机、书包、眼镜留在手术室外。

(5)手术室安排手术的顺序通常是全飞秒先手术,半飞秒后手术。

(6)手术大致分 3 个阶段(医生手术习惯不同,手术顺序仅供参考):

第一阶段:看好正上方绿灯,不动。

第二阶段:当医生说"位置很好,保持不动,就这样稳住"时,无论你看到灯,还是看不到灯,光亮变强、变暗、消失或移动,都要保持不动,这二十几秒非常关键。

第三阶段:看正上方,保持不动就好。

(7)如果你发现,医生似乎在做这只眼手术,却给另一只眼点眼药,此刻,医务人员点眼药的目的是保护眼睛,不必担心。也不是点错眼药,您放轻松就可以了。

(8)术中如何回应医生问话呢? 你只要"嗯"就好。回应时只轻声"嗯",不要有点头动作,头不动,嘴不动。

6.6.7　预约手术关键话术

解除顾虑:当客人表示担心注视练习不好影响手术效果时,耐心讲解手术过程,解除疑虑。

"固视训练适度进行即可,因为手术过程中会有一些保障措施协助您更好地配合手术。首先会给您点上麻药,眼睛就不会太过于敏感了。其次会有一个小开睑器帮您撑开上下眼睑,您就不用担心会闭上眼睛了。另外,设备也有非常智能化的三维立体跟踪系统,会根据您眼睛转动的幅度追踪打激光,所以您不必太担心,也不要给自己太大的压力,但是一定要记得练习,好的配合对手术效果有帮助。"

6.6.8　屈光手术术前须知

亲爱的小伙伴:

感谢您对医院的信任。在您即将接受近视矫正手术之前,我们提醒您注意如下事项,烦请您仔细阅读,并认真执行。

(1)软性接触镜需停戴 1 周以上,软性散光镜及硬镜停戴 3 周以上,角膜塑形镜停戴 3 个月以上。

(2)自×年×月×日起开始遵照医嘱用药(×次/日),共×天(未经医生认可,请勿自用其他药物)。

(3)手术前一天请您洗头、洗澡、剪指甲。

(4)女生月经期不影响手术,但请告知医护人员。

(5)术前适当进食易消化食物,勿空腹或过量进食。

(6)手术当日禁忌化妆品涂眼,不使用香水、发胶等挥发性物品。

(7)手术当日请携带身份证和缴费凭证,以便核对信息,避免差错。

(8)术前若感冒或身体不适,请告知医生,以便酌情处理。

(9)术前需要做 1~3 天注视训练(详情咨询医生)。

(10)术前请保证充足睡眠,手术当日请勿亲自驾车,建议家属陪同。

6.7　屈光手术当天流程模块

6.7.1　术前告知

1.术前准备

护士为您准备术前消毒,包括洗眼、点滴麻醉等。

2.双眼睁开

手术过程中,有开睑器撑开眼皮,无须担心眨眼问题。请始终保持双眼同时睁开,眼睛不随意转动(术中听从医生指示即可)。

3.手莫动

在手术台上,双手自然放置身体两侧或者胸前,双手不触碰面部消毒区域。如有不适,可告知医护人员。

4.上下手术台

请放心,进入手术室后护士会全程带领守护看不清世界的您。手术台上坐起和躺平时会有护士搀扶您,请您听从医护人员指示即可。

6.7.2　手术日注意事项

(1)术后2～3小时,出现流泪、畏光、眼内异物感等症状,均属正常反应。请您尽量闭眼休息,不揉眼。

(2)术后仍需要注意用眼卫生,用眼适度。术后1个月内不游泳,避免剧烈运动碰到眼睛。

(3)术后1周忌烟酒,尽量避免辛辣刺激性食物。

(4)次日复诊。

6.8　术前宣教和术后复查宣教模块

术前宣教是提升患者就诊体验的关键,也是诊所提升专业度体验的关键。在术前宣教过程中,要向所有准备手术的客户及家人朋友全方位介绍手术情况。可以参照如下话术进行术前宣教。

6.8.1　术前宣教话术范例

首先,欢迎大家来到××医院,感谢在座的各位对××医院的信任。

我是××医院屈光医生×××(自我介绍)。

我为大家介绍下今天手术的过程以及注意事项。今天接受手术的小伙伴一会儿可以按照地上的箭头标识排成一队。打开手术

221

室大门，我们就可以看到地面上有一条红线标识，红线以内为洁净区。大家可以在红线区域外坐在长凳上穿好鞋套。这里提醒大家，穿了鞋套的脚是相对洁净的，只能踩在红线以内。然后我们会帮助大家穿上手术衣，戴好手术帽，提醒长头发的患者把头发全部放进帽子里，把头发散开，尽量不要扎辫子。如果想要把头发扎起来，可以把头发扎在侧下方，以免手术时躺在手术床上不舒服。

穿戴整齐以后，我就会把大家领进手术室区域。首先进入第一个房间——清洗间，我们将在这里冲洗眼睛，手术前把眼睛的结膜囊冲洗干净可以预防术中和术后感染。在冲洗前会滴麻药，所以在洗眼过程中，除了会感觉到水有一点凉，不会有其他不适感觉，希望大家都能配合好手术室护士，听指挥上下左右来回转一转眼睛。只要大家配合得好，我们就可以帮大家冲洗干净，避免术中和术后感染。冲洗结束后会对眼睛周围的皮肤进行消毒，消毒药水对眼睛有些小刺激，因此，消毒后您闭上眼睛静静休息准备手术就可以了。总有小伙伴问我，手术疼不疼？需不需要打针？在这里，我要给大家吃一颗定心丸，手术不疼也不需要打麻药，只需要点几滴表面麻醉药就可以了。点了麻药后麻醉的效果即刻起效，大约30分钟后麻药效果渐渐消退。点了麻药之后，你觉得眼睛有点麻木有点胀，眼球转动有些许受限都是正常的，这说明麻药已经开始起作用了。

手术时大家会平躺在手术床上，请你把手自然放在身体两侧，不要伸手触碰手术设备。此刻手也不要伸到脸上来触摸。手术时，医生会在你的脸上覆盖消毒的手术巾，请大家双眼同时睁开，耳朵听医生的指令，手术全程不要说话，不要点头摇头，保持头位不动。重要的事情再次大家：手术过程中双眼同时睁开，不说话，不摇头，保持头位不动。听从指令，术中配合对手术非常重要。

手术时我们在正上方会看见白色的一圈照明灯和一闪一闪的

指示灯。手术过程中要求大家双眼同时睁开,睁大眼睛始终看向指示灯的方向。术中如果发现绿灯变得模糊或消失是正常的,不用紧张,不要试图找灯,只要朝着指示灯的方向看就可以了。

接下来给大家介绍不同手术方式的手术过程。今天进行半飞秒手术的朋友们注意了,半飞秒手术先是制作角膜瓣,手术时有一段时间你的眼前是发黑的,就像关灯一样看不见灯,同时眼睛有压力的感觉,这都是正常的。医生会在你耳边提醒你,开始做瓣了,这个时候你只要不动、不说话、平稳呼吸就可以了。二十几秒后,发黑就会消失,制瓣结束,之后是激光治疗。激光治疗时机器会发出噼噼啪啪的响声,这是机器自身发出的一种声音,大家不必害怕,继续躺在床上看灯就可以了。

告诉大家几个小窍门,会让你更好地配合手术!我相信在座的各位有 80% 的人没有经历过手术,一听手术两个字就有些紧张了。其实啊,不必特别紧张,屈光近视手术是最不像手术的手术,时间短,还不疼。如果真的很紧张,可以试图调整自己的呼吸。不要憋气,不要把小拳头攥得紧紧的,身体挺得僵直,眼睛瞪得大大的,这样你会越来越紧张的,所以大家一定要把呼吸调整好!眼科手术顺序都是先做右眼后做左眼。当你右眼手术时,眼睛是被撑开器撑开的,左眼是被无菌手术巾覆盖的。被覆盖的眼睛也要照常睁开,睁一眼闭一眼会让眼球不自主地向上翻起,影响手术效果。所以请大家注意手术时双眼同时睁开,不论有什么东西覆盖眼睛都要睁开,不能偷懒。

假如你躺在手术床上时头位眼位不正,医生提醒你眼睛往上一点,此时,上的方向是你自己头顶方向,下的方向指的是自己脚尖的方向。我要提醒眼睛 600~800 度近视的小伙伴们,在激光治疗的过程中,你看灯的颜色不是那么鲜艳,也可以说你可能看不清灯,这是正常的,只要你看对方向就可以了。感谢大家。

6.8.2 术后复查宣教话术范例

大家好,我是××医生。

恭喜大家又有了清晰视界。昨天大家手术,今天我再给大家强调下术后点药、用眼、饮食、复查等方面的注意事项。

1.点药注意事项

刚才,我看见有的小伙伴在点眼药,我们就先讲一讲点药的注意事项。

有的小伙伴问,点药时一闭眼睛药水就流出来了,嘴里感觉苦苦的,需要重新滴药水吗? 我想告诉大家,我们眼睛的平均容量是$0.2\sim0.3\ \mu L$,而一滴眼药水大约$0.4\ \mu L$。有的人眼睛容量大一些,有的人容量小,那么多余的眼药就会从鼻泪管流到我们的嘴里,这是正常的。无论流得多还是流得少都是正常的。有一部分药水还会从眼角流出来,这也是正常的。滴眼药后就会感觉药水流到鼻子里了,眼容量大流到鼻子里面的药量就少一点,所以,有人觉得术后好像感冒一样。这其实也很正常,只要你能确保眼药已经滴进眼睛就可以了,不必刻意另外补滴眼药。我们给大家开的眼药足够点到下次复查,记得按时点药就好了。

远道而来的外地小伙伴,如果担心眼药不够,可以找医生沟通多买些药。需要注意的是,有些术后用药含有激素成分,点药的时长和计量因人而异,我们一定要与医生沟通用药调整,不要自行加量。我们会发现手里的药有些需要使用前摇匀,这种药通常是激素类,是用来稳定度数的,个别人左眼和右眼用量不一致,使用时稍加注意就好。

2.术后复查

为什么要按时复查呢? 因为医生需要根据大家不同阶段的术

后复查结果来调整用药剂量。今天复查一次,明天查一次,外地的伙伴完成两次复查后,回到当地一周的时候再做一次检查,把检查结果特别是电脑验光和眼压数据发到群里,医生会根据大家的检查结果给出调整用药的方案。

提到手术复查群,需要再次提醒大家,请大家把在手术复查群的名字改成"真实姓名+手术方式+手术时间"。例如,"王小苗全飞秒20190112",这样方便医生迅速找到您的就诊档案,给出确切的用药调整方案。

3.手术原理

如果您昨天做了全飞秒手术,那么,有些人现在看东西会觉得有白茫茫、有薄雾的感觉,这是正常的。这种感觉一周左右就会消失。手术前医生都给大家讲解过,全飞秒手术是微小切开,把层间的角膜组织取出,这样术后一周层间贴合并不太紧密,度数越高术后贴合恢复的时间相对越长一些,因此不要着急。全飞秒术后效果一天比一天好。

4.对于视力的差异

手术过后,我们发现眼前的世界变得清晰了。其实我们的大脑对于清晰的认知是有差别的,同样1.0的视力水平,每个人自我感觉却有所不同。有些人术后第一日视力0.8,医生认为稍微有一点欠缺,还没有恢复到最佳状态,患者却自我感觉特别好。有的人术后第一日视力是1.0,但个人的感觉却不理想,这就是个人的主观感受。所以,判断视力恢复情况不能单凭自己的主观感觉,同时要接受检查,参照客观指标支持。

5.术后视力恢复

无论哪一种手术方式,术后我们视觉质量的恢复都需要1~2周的时间。原因主要有两方面,其一是手术本身虽然只有几分钟的时间,但对于眼睛来说毕竟有小切口,也有扰动,所以角膜目前有不同程度的水肿,角膜水肿需要48~72小时才能吸收,角膜的轻微水肿会略微影响视力。其二,刚才我们提到,全飞秒手术在角膜中抽离组织后,微小空隙完全贴合需要时间,所以未来一周,我们的视力还没有呈现最佳状态。

有时我们会发现术后看5米以外的景物比较清晰,看近景比如看手机、看书却稍显费力。其实这是正常现象。为什么呢?

我们每个人的眼睛里都有一个结构叫晶状体,晶状体周边有一圈肌肉,我们通过调节肌肉收缩和放松从而调节晶状体的厚度来看清或远或近的物体,这就是眼睛的调焦。术前我们佩戴眼镜,按照中国配镜店的配镜习惯,通常不会给大家配足,让你的视力基本上保持在1.0上下,这样中庸的配镜方式可以让晶状体不产生额外的调节而感到舒服,但长期如此,我们眼睛的调节能力因为不用而变弱。手术后,我们眼睛的调节能力还没有恢复,需要练习。所以,在一段时间内看近处物体的调节能力需要进一步练习,一点一点适应。我们说的看近其实就是看手机、看书。

6. 术后用眼习惯改变

接下来,我们来说说看书和看手机的距离。提醒大家,手术后看书看手机的距离要恢复到正常的距离,不要太近了。手术前,我们看书(手机)不自觉地会比正常人更近一些,术后提醒大家看书时眼睛与书要有一臂的距离。大家看我前臂和上臂保持120~150度弧度,这个距离是合适的。还要提醒大家尽量避免长时间看书看手机。如果必须用手机,可以把字调大,屏幕光调暗一点,这样做您的眼睛会稍微舒服一些。

说完了看书距离,我们再说一下看书的持续时间。从现在开始要养成一个习惯,看书40~45分钟要休息5~10分钟。我们说的休息不是说放下书就抄起电脑,放下电脑又拿起手机,这可不是休息。我们说的休息是所有近距离的眼部活动都停止,站在窗口往远处看,无限远处看是让眼睛最放松的。我们要站到窗口往外看,或者干脆走出家门到户外散步放松。

7.术后注意事项

有些小伙伴手术后眼睛有些轻微的怕光,室内室外都戴着墨镜。其实不需要,我们的眼睛从今天起就要适应正常的光线了,在没有强光的室内就要摘下墨镜了。

有的人问,手术后为什么看一会儿书就会眼睛累?打一个比方,如果我们好长时间不锻炼身体了,突然一锻炼是不是全身酸疼?我们眼睛的肌肉也是一样的。您戴眼镜那么多年了,因为眼镜的存在,眼睛的肌肉没有得到充分锻炼,现在突然让眼睛的肌肉努力干活,肌肉会有些不适应,特别容易累,特别容易感觉酸。所以,我们需要给肌肉一些时间,让它来锻炼尽快适应。通常,在半个月之内我们看近都会觉得不清楚,觉得有点发虚,容易疲劳,总想闭眼睛,这都是正常的。有些小伙伴会觉得术后眼睛有点干涩,有异物感,觉得有一些不太舒服,这都是正常现象,因为伤口还没有完全长好,就像我们的手指被划伤也会不舒服对吧。

8.术后双眼视力恢复

术前检查时,有个项目叫主视眼检查。检查中你会发现我们的双眼不一样,就连术后感觉都不完全相同。一个疼得轻点,一个稍微重一点。其实我们的眼睛看景物时有主有辅,就像双手一样,手术之前这种现象就存在,手术之后也同样存在。两只眼睛分工不同,相互帮助,有视差才有立体视觉,这是正常现象,就像我们左右手不等大一样。我们每个人的脸都不是镜面完全对称的,眼睛的差异也是终身存在的。两只眼睛看东西的清晰度、恢复快慢都是有差异的,所以手术后我们千万不要两只眼睛做对比。

9.术后伤口恢复

谈到双眼的不同,我们再来说说愈合功能的不同。手术或多或少去掉了眼角膜的一点组织,在愈合过程中,有的人愈合能力超强,角膜会努力生成新的组织添回部分去掉的组织,这样就有可能术后一段时间后长回一些度数。这就是我们说的回退。回退是医生没办法预测的,这种现象在术前眼睛度数比较高的小伙伴中有可能发生。但是如果长回的度数不影响你视力和生活,可以不管它。如果影响日常生活了,可以到医院复查请医生进行二次激光补矫,这种情况发生率很低,几乎微乎其微,所以请大家放心。

屈光手术就像减肥,减肥成功后我们需要保持身材就要控制饮食,保持运动。眼睛也是一样,手术后如果您不注意用眼卫生,超负荷用眼,有可能进一步发生新的近视度数,所以我们反复提醒大家健康用眼很重要。如果因超负荷用眼而再次近视就不叫回退了。

10. 运动及饮食注意

手术后,一个星期之内眼睛不能进水,运动时避免碰到眼睛。饮食方面一周内不能吃辣或者刺激性食物,牛羊肉和海鲜也最好不吃,特别是有过敏体质的人更要注意。术后一周是眼睛恢复的关键期,请家长和本人多注意是没错的。

11. 点药

术后点眼药同样重要,一定要按照要求。有人发现每个人点药的要求有所不同,术后一段时间自己的双眼点药的次数也不同。那是因为双眼情况不同,术后恢复情况也不同。所以需要按照要求,医生要求每天3次点眼药,就不能点4次。有些药物是起到稳定度数的作用,所以双眼点眼药次数有所不同时,留意左右眼不要点反了。点错眼药可能双眼都引发麻烦。

12. 眼药水

眼药水开封后只能保存1个月,1个月后请丢弃,不能再使用了。开封后可以使用3个月的药水是玻璃酸钠滴眼液,因为这种药水瓶设计了特殊装置,可以防止回吸。其余药物请注意使用时间。这里我们提到的是已经开封的药水,没有开封的药物请留意药物有效期就可以了。

还要提示大家,术后请将家里自己购买的其他眼药水收好,以免药瓶相似的眼药水混淆后点错眼药。准备点药前首先要再次核查药名是否正确,定时点正确的药水很重要。

眼药水需要常温保存,夏天车内高温,药水不能放置在车里。高温和暴晒后的药物不能再使用。

13. 术后眼周清洁

手术后,有些人会发现清晨起床眼睛周围有分泌物。我们可以把手术药水放置在床头,起床后滴点药,然后闭眼休息片刻,眼药水会软化眼周结痂的分泌物。起床后,把湿毛巾拧干后轻轻擦拭眼周就可以了。提醒大家,湿毛巾一定要拧干,不要让毛巾水进入眼睛。如果不小心水进眼睛了,可以点滴几滴玻璃酸钠滴眼液,然后再滴消炎药冲洗一下就可以了。

14. 眼睛干

手术过后的一段时间,眼睛可能会觉得有点干。特别是长时间工作生活在空调房或者冬季生活在北方城市的小伙伴,感觉空气干燥又有风,这种环境会让眼睛不舒服。眼干会引起视疲劳和视力下降,这时我们可以点一些人工泪液或者玻璃酸钠滴眼液缓解;也可以在房间内放置加湿器,增加室内的湿度。术后一个周后,若觉得眼睛疲劳干涩,可以用水杯盛上温热的水熏蒸眼睛。这里提示大家,熏蒸时保持一定的距离,并且留意水温不能太热。

15. 视功能训练

术后我们可以进行双眼视功能训练,这种训练可以帮助我们协调眼部肌肉功能。怎么做呢?手臂伸直,伸出食指或者拿着一支笔,双眼盯着笔尖,然后把食指或笔从远处向近处慢慢移动,之后再将笔尖向远处慢慢移动,眼神跟随笔尖前后移动。每天 3～4 次,每次 10 个往复。这种双眼功能训练可以调节训练眼部肌肉,缓解眼疲劳,对视力恢复起到很好的协助作用。

16. 答疑

大家还有什么问题,可以提出来。回家后注意休息。如果还有什么问题,可以联络我或者经常跟您联络的客服人员(医务人员)。大家记得明天按时复查。

感谢大家对医院的信任,谢谢!

6.9 复查接待流程模块

复查接待流程可以由咨询师、技师、会员、线下客服进行。复查流程是重要的口碑故事的开始,因此,应提升术后沟通频次,建立与患者的感情联系,从而提升口碑。复查时给予患者的体验感受非常重要。

术后首次复查,在护士讲解完术后用药后,提醒患者分享术后感受;建立暂时微信群,及时在群内回答患者的咨询问题;通过为顾客及其亲友提供院内增值服务,提升术后客人的良好体验;按时提醒顾客术后复查,让客户及家属感受到服务的细致;经常组织术后患者进行会员回馈活动,建议 1 个月一次,检眼师、咨询师、线下客服可协助会员主管进行新患者的邀约。

术后客人是患者口碑最重要的来源,一定要重视术后客人的维护和关注,手术结束,新服务开始。术后客人需要不断地维护,以良好的手术效果和优质的术后服务促使术后客人讲出好的医院服务故事,吸引新客人的到来。所以要认真对待术后复查客人,耐心讲解术后恢复期注意事项,真心关心客人,不能"人走茶凉"。

术后客人来复查时,咨询师主动询问了解术后复查的时间段,并按病历号迅速找到病例,将客人引导至检眼处进行相应的检查,并交接如下内容:第几阶段术后复查,是否进行全套检查,特殊情况交接。例如,是否有指定医生复查,是否有特殊增加的检查项目,拒绝检查的项目。

6.9.1　术后复查话术范例

(1)当有客人来复查时:

"×女士/先生,您好! 您来复查是吗? 请您出示一下就诊卡在前台挂号,我帮您去找您的病历带您去检查。"

带领复查客人到初检室后与工作人员交接,首先和检查室工作人员打招呼并简单说明,然后安排客人进行检查前准备,在条件允许的情况下最好全程陪同客人复查,并将诉求告知接待医生。

"你好! 这位客人是术后一天的复查,叫×××。"

"女士/先生,请您坐到白色圆凳上,工作人员先给您做好眼部清洁后再开始检查。"

"你好! 这位客人是术后 3 个月全套检查。""这位客人希望找×××医生做复查,请安排一下,谢谢!"

(2)当客人表示最近几天视力有下降时:

"您别担心,术后初期还处于恢复阶段,视力有波动是正常的,我先带您去检查,待会儿再让医生给您详细地检查一下。"

(3)当复查的客人有异议和不满情绪时,咨询师要全程陪同,倾听客人的感受和顾虑,建议不要给出诊断性建议。提前与医生沟通患者的进一步检查结果,专业的问题由医生来回答。

(4)看到自己接待过的客人来复查时,应主动打招呼,能直接叫出客人的姓名或姓氏会让客人有亲切感和备受重视感,会给客人留下非常美好的印象。

"×女士/先生,您好! 您来复查是吗? 请您出示一下您的就诊卡在前台挂号,我帮您去找您的病历带您去检查。"

(5)遇到自己接待过的客人时,如果比较熟悉,客人对手术效果比较满意,又比较愿意沟通时,可以适时地与客人聊天,赞美客人术后的变化,比如良好的手术效果、形象、着装等,拉近与客人的距离。通过谈话,以个人感情和人格魅力建立良好的医患关系。

"您的手术效果真好,双眼都达到 1.2 了,比术前预期的效果还要好,如果您周围有近视的朋友想做手术,可以使用您的优惠券享受手术收费优惠呢。"

6.9.2 暂时不进行手术的客人

对于检查后需要行眼底激光治疗的客人,根据医生安排和客人意愿预约眼底激光时间,并尽可能陪伴。

对于检查后暂不预约手术的客人,了解其不手术的原因,以便有针对性地做好工作。

全程结束后,由接待的咨询师将客人送至电梯口,与客人道别,待客人离开后回到岗位。

记录当日所有检查客人的基本信息及预约情况,及时上交给部门主管统计。

对于检查后不符合手术适应证的客人,要给予安抚,由门诊医生根据客人情况分析改行其他手术方式,并告知其不符合手术条件:

"虽然检查之后您不适合做激光手术,但这次检查相当于做了一次全面的眼科体检,从您的角膜到眼底都有了一个全方位的了解,还是很有意义的,今后凡是眼部需要检查或者咨询的,您可以随时与我们联系,您今后的眼部健康管理就由我们承担起来了。"

6.10　随访和回访流程模块

6.10.1　检查未约手术回访

每周咨询师、客服统计接待检查未预约手术客人及预约手术后未按时来手术的客人,进行定期回访,了解客人情况,并记录回访结果,汇总后上交相关部门。

回访过程中有需要及时解决或者特殊处理的情况时,第一时间与医生沟通,统一治疗建议,尽快给客人回复结果。

回访过程中接到投诉时,按照投诉处理原则及时处理并上报相关部门,尽快给客人回复处理结果。以下列举几种情况的电话回访话术范例。

1.预约未到诊患者

电话回访应表达对患者病情的关心,尽量不让患者感觉医院回访的目的是催促成交。

"您好!请问您是×××(先生、女士等尊称)吗?"

"不好意思,打扰您了。我是×××医院的小××,您之前网络(电话)咨询了我院××××(病种)的问题,请问您现在眼睛情况怎么样呢?"

2.患者已经在其他医院做过手术

医院可以询问患者在哪里做了手术,并表明无论患者是否来我院手术都可以通过咨询电话咨询手术相关的情况。

"恭喜您,那您好好休息,保持健康用眼。如果有手术恢复的问题,可以随时联络我咨询。"

"恭喜您呀!那您术后恢复得还可以吧?现在眼部情况如何

呢？您是在哪家医院做的手术呢？您之前有在我们医院咨询过，后来去了××医院，这是考虑到什么顾虑呢？那您在日常生活中注意用眼习惯，保持眼部清洁。我这边就先不打扰您了，祝您生活愉快，再见！"

3.不适合手术的患者回访

询问在哪家医院做的检查，眼部检查结果如何，是否有疾病或角膜过薄。

"是在我院做的这个检查吗？医生是说您的眼部是什么原因不合适手术呢？"

(1)角膜薄，度数高。

"那您这个情况如果还是想要矫正近视的问题，您可以考虑通过晶体类的手术方式矫正。晶体类手术方式就是适用于高度近视或是眼部条件不合适做激光治疗的人群，治疗效果好，对眼部几乎没有损伤。"

(2)其他疾病，如弱视、网脱等。

"那您这个情况是比较可惜的呢，近视的问题可能暂时是无法治疗了，但是您本身的这个网脱(或其他眼部疾病)也要及时去看诊和治疗，不能耽误病情哦。"

4.在其他医院检查

"您是在哪家医院检查的呢？医生是怎么说的呢？近视手术主要看医院的设备和医生的经验，手术的设备和方式是有很多种的，您可以把您的检查报告带过来我院，让我们主任医师看下您的眼部情况，再听取下医生的意见。我们医院拥有先进的手术设备和临床经验丰富的手术医生，术后效果通过回访，患者反映都是很理想的。××医生做近视手术已经二三十年了，临床经验和医生技术是十分可靠的，您有什么疑问可以现场咨询××医生，××医生会给您专业全面的解答。"

5.个人原因不想手术

"那您是有什么顾虑呢（费用、医生排班）？本身我院的收费是透明的,是按国家物价标准收费的,进行近视手术主要看医院的设备和医生的经验,这个很重要,手术费用的高低最终还得看能不能解决你的问题,如果不能解决你的问题,那再便宜也是浪费。很多在我院做过近视手术的患者,术后反映效果都很好。（根据医院的特色、医生的宣传点、医院开展的活动来介绍）刚好这个周日30号,我们开院10年,举办一个专家面对面交流会,是由我们××区的征兵体检医生××教授亲自开展的,机会非常难得,您有什么疑问可以在交流会上咨询他,一定会给您专业的全面的解答。而且您也可以当场预约他的手术时间,因为在平时的话,他的号是很难预约得上的。"

6.患者还没手术,没有时间去手术

"您不想做,那您是因为什么顾虑不做呢?"

"其实时间不是问题。我相信您肯定是想把病治好的,既然现在有这么好的机会,您在百忙中抽半天时间就可以摆脱病痛的困扰,何乐而不为呢？再说您拖的时间越久,治疗的难度就越大,后面治疗起来也就越麻烦,而且如果再引起其他并发症的话就得不偿失了,所以请您还是考虑下,为了您的健康着想尽快确定时间过来治疗。由于我们这边专家号有限,我这边先帮您预约周五的专家门诊,如果您时间有改变,我再帮您更改时间,以免临近时间挂不上专家的号。"

"如果是时间的问题,您可以不用担心,我们是无假日医院,周末都是有医生上班的,就是为了更好地为患者解决问题,您只要休息的时候抽半天时间过来检查,也许病症就得到解决了。而且您拖的时间越久,治疗的难度就越大,后面治疗起来也就越麻烦,所以请您还是考虑下,为了您的健康着想,尽快确定时间过来治疗。"

7.患者说太贵了,经济上无法承受

"您说的我能理解,但是钱是身外之物,没有了可以再挣,健康才是最重要的,您说对吗? 本身我院的收费也是透明的,是按国家物价标准收费。再说您拖的时间越久,治疗的难度就越大,后面治疗起来也就越麻烦,而且如果再引起其他并发症的话就得不偿失了。如果病情不及时治疗,得不到有效的控制,会有失明的危险。如果您节省对健康的这点投资,到时候您再来诊治,花去的钱可能会更多,甚至花再多钱都无法治疗。"

向顾客表现出自己的权力有限,需要向领导请示:

"您价格方面的顾虑我们是可以理解的,目前先为你安排专家号,到时来院之后与专家直接沟通一下也是一种方式,毕竟我们不能只考虑价格方面,还要考虑手术的医生资质、设备方面。"然后再话锋一转,"不过,我们也很希望能够帮助到您,我院是正规眼科专科医院,价格都是规定好的,优惠很难得到,我只能尽力帮您申请。"

这样患者的期望值不会太高,即使得不到优惠,他也会感到你已经尽力而为。

8.患者担心治疗效果

"如果您是担心治疗效果的话,我觉得您是多虑了。我们医院接收了很多做这项手术的患者,通过回访,术后反馈效果都是不错的。我们的手术医生是×××专家,是××××(可以根据情况阐述医生资质、优势),我可以帮您预约下专家号,你到院后可以先和我们的专家当面进行沟通,那时我们对你的病情也能更清楚地了解,而且您也可以和其他患者进行交流,那时再决定是否在我们医院进行治疗。"

"您的担心我们非常理解,但是您可以放心,我们是国家专科的眼科医院,医院的资质和医生的经验都是相当丰富的,很多像您一样有疑问的患者,经过治疗后,经过我们回访,效果都是很理想的。您能到我们这边咨询,相信您也对我们的治疗方案详细了解过,也可以肯定您还是想把病治好的。既然这样,为什么不抛开这份担心,给自己一个摆脱病痛困扰的机会呢? 所以您看您可以确定一下时间过来让我们的专家给您诊断一下,我现在就可以帮您预约。"

9.患者说病情突然好转,再观察一下

"没关系,您应该知道这个病在没有任何治疗的情况下,自行痊愈是不可能的,现在病情好转只能说明您自身的抵抗和恢复能力是不错的,这种情况下治疗起来也会简单一些,所以您更不应该放任病情发展,如果后面严重了呢? 严重了延误治疗时机,也给您自己带来痛苦。现在治疗就恰恰相反,治疗简单了,痊愈的时间也提前了,为什么要等呢? 所以我建议您还是趁着现在病情好转,把握好这个最佳治疗时机,您看我帮您约到什么时候?"

10.患者说不要再给他电话了,有需要会自己来院

"出于为您考虑,在 8 月 10 号之前预约,费用只需×××元。10 号之后预约没有优惠,即每人×××元。今天是 8 号,你现在就预约的话,可以节省×××元。"

"我们医院每天的专家号位是有限的,所以您直接来院不一定能挂上专家号,到时也只能看下普通号,而预约后可以省去专家挂号费的同时还可以优先就诊,您看可以的话我马上就给您预约明天×主任的专家号。"

11. 如果接听电话的不是患者本人

医院:"您好! 请问您是×××(先生、女士等尊称)吗?"

患者家属:"不是,我是×××的家长/亲戚/朋友/爱人。"

医院:"不好意思,打搅您了。我是×××医院的,是这样的,×××(先生、女士等尊称)之前跟我们网络(电话)咨询了我院×

×××（病种）的问题，请问他现在眼部情况怎么样呢？"

回访时请患者本人回电话的请求一般对方会接受。如果患者本人回电，正常咨询沟通；如果患者本人未回电，还需一天后再次回访。

医院："您看方便把患者的电话告诉我，我跟他（她）本人联系可以吗？如果不方便没关系，您可以让他（她）给我回个电话吗？"

6.10.2　咨询未检查客户电话回访范例

1.有意向的患者

"那我这边先加下您的微信吧，这样方便您之后联系我，有不清楚的都是可以通过微信直接咨询我的呢。"

2.没有意向的患者

"好的，那没关系，您也可以记下我这个电话，如果之后有需要咨询眼部相关情况的，您可以电话联系我呢。那我这边就先不打扰您了，祝您生活愉快，再见！"

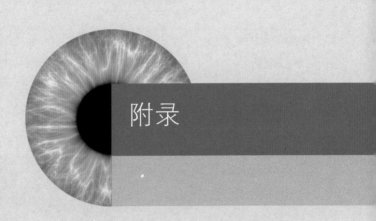

附录

附录1 政策法规类问题解析

1.国家征兵时对视力有什么要求?

摘自全国征兵网站 www.gfbzb.gov.cn《应征公民体检标准》:

第四章眼科,第三十五条:右眼裸眼视力低于4.6,左眼裸眼视力低于4.5,不合格。任何一眼裸眼视力低于4.8,需进行矫正视力检查,任何一眼矫正视力低于4.8或矫正度数超过600度,不合格。屈光不正经准分子激光手术后半年以上,无并发症,任何一眼裸眼视力达到4.8,眼底检查正常,除条件兵外合格。条件兵视力合格条件按有关标准执行。

2.中国民用航空局对视力有什么具体要求?

摘自中国民用航空局2017年9月7日在 www.caac.gov.cn 网站上发布的《民用航空招收飞行学生体检鉴定规范》:

第15节 眼及其附属器

15.1 任何一眼裸眼远视力应达到0.7或以上,双眼远视力应达到1.0或以上。如任何一眼裸眼远视力低于0.7,但同时满足下列条件时,鉴定为合格:

a)裸眼远视力不低于0.1;

b)矫正远视力不低于1.0。

15.2 屈光度(等效球镜)不应超过-4.50D~+3.00D范围;散光两轴相差不应大于2.00D;屈光参差不应大于2.50D。

15.3 任何一眼裸眼近视力不应低于1.0。

......

15.19 接受角膜屈光手术后至少满6个月,同时满足以下条件鉴定为合格:

a)角膜屈光手术时年满18周岁;

241

b)手术前屈光度不应超过$-4.50D\sim+3.00D$范围,同时不伴有其他相关病理性改变;

c)手术方式为利用准分子激光或飞秒激光进行的表层或板层角膜屈光手术;

d)手术眼裸眼远视力不应低于0.9,双眼裸眼远视力不应低于1.0,屈光度保持稳定;

e)任何一处角膜厚度不应小于460μm;

f)双眼视功能正常;

g)无明显的眩光、干眼、雾状混浊等手术后并发症或后遗症;

h)具有原始完整的术前检查资料和包括手术切削参数的手术记录。

15.20 不应有眼内屈光手术史。

3.公务员录用标准中对视力的要求是什么?

摘自国家公务员考试网 www.chinagwy.org《公务员录用体检操作手册》修订通知中,《公务员录用体检通用标准(试行)》中人民警察职位的视力要求:

单侧裸眼视力低于4.8,不合格(国家安全机关专业技术职位除外)。法医、物证检验及鉴定、信息通信、网络安全管理、金融财会、外语及少数民族语言翻译、交通安全技术、安全防范技术、排爆、警犬技术等职位,单侧矫正视力低于5.0,不合格。

附录2 疑难问题类问题解析

在屈光手术的术后检查中,我们经常奇怪地发现,明明复查结果很好,患者却自觉视觉质量特别不理想。我们也时常在门诊日常工作中,遇到有些许焦虑症状或心情异常低落或者沟通比较困难的小患者。面对这样的患者,怎样识别他们是否存在抑郁或焦虑呢？屈光手术前通过要求客户完成一些简单的心情指数调查问卷进行广泛筛查。如果出现指数异常，要先通过心理干预尽早接受治疗，然后再进行屈光手术。在门诊病历中，我们可以加入一些心情指数筛查环节。对综合医院的非精神科医生来说，可以指导患者填写心情指数问卷，从而快捷地判断出患者是否伴有抑郁焦虑，以便及时治疗。

焦虑与抑郁是一种递进关系。焦虑是一种面对未来的情绪，是对未来不确定事情的恐慌。比如我们极度担心自己做不到，极度担心出现极少出现的恶劣结果。焦虑可以引发回避心理，产生孤独感，觉得自己被家人甚至整个世界遗弃，进而演变成抑郁。因此，有些医院在术前会对就诊患者进行焦虑和抑郁的双重评价。

一、参考问卷一（有关抑郁的心情指数问卷）

评分标准：从来没有＝0分，有时会有＝1分，经常出现＝2分，一直都有＝3分。

0～4分：没有抑郁（适合手术）。

5～9分：轻度抑郁（适合手术，需要心理疏导）。

10～14分：中度抑郁（暂缓手术，建议心理治疗后重新评估）。

15～19分：中重度抑郁（暂缓手术，建议心理治疗后重新评估）。

20～27分：重度抑郁（暂不建议手术）。

姓名： 性别： 年龄：

最近一个月里，您有多少时候会感到：

1. 工作或学习时，提不起精神或没有兴趣

①从来没有 ②有时会有 ③经常出现 ④一直都有

2. 心情低落、沮丧或绝望

①从来没有 ②有时会有 ③经常出现 ④一直都有

3. 入睡很困难、睡得不安稳或总是昏昏入睡

①从来没有 ②有时会有 ③经常出现 ④一直都有

4.很疲倦,做事没有活力

①从来没有　②有时会有　③经常出现　④一直都有

5.食欲缺乏或吃得太多

①从来没有　②有时会有　③经常出现　④一直都有

6.自己人生很糟糕,觉得自己很失败,或觉得让家人很失望

①从来没有　②有时会有　③经常出现　④一直都有

7.读报、看小说、看电视时对内容专注有困难

①从来没有　②有时会有　③经常出现　④一直都有

8.最近动作或说话速度变得缓慢或忽然变得很快,感觉坐立不安情况比以往更多

①从来没有　②有时会有　③经常出现　④一直都有

9.有活着没劲不如死掉的想法或者有伤害自己的念头

①从来没有　②有时会有　③经常出现　④一直都有

二、参考问卷二

评分标准:

0~4分:没有广泛性焦虑(适合手术)。

5~9分:轻度广泛性焦虑(适合手术,适当情绪疏导)。

10~14分:中度广泛性焦虑(目前不适合手术治疗)。

15~21分:重度广泛性焦虑(不适合手术治疗,需接受进一步检查)。

在过去的两个星期,有多少时候您受到以下问题困扰?

1.感觉紧张、焦虑或急切

①从来没有　②有时会有　③经常出现　④一直都有

2.不能够停止或控制担忧

①从来没有　②有时会有　③经常出现　④一直都有

3.对各种各样的事情担忧过多

①从来没有　②有时会有　③经常出现　④一直都有

4.很难放松下来

①从来没有　②有时会有　③经常出现　④一直都有

5.由于不安而无法静坐

①从来没有　②有时会有　③经常出现　④一直都有

6.变得容易烦恼或急躁

①从来没有　②有时会有　③经常出现　④一直都有

7.感到似乎将有可怕的事情发生而害怕

①从来没有　②有时会有　③经常出现　④一直都有

三、耐心专业讲解,到访客户仍选择离开是谁的错?

很多咨询师抱怨患者符合手术指征,辛辛苦苦讲解大半天,该讲的都讲了,优惠福利都给了,患者还是要回家商量再想一想是否手术,这是怎么回事?是咨询师解答不专业?价格还不够优惠吗?患者是来免费"蹭检查"的吗?

当今时代,患者了解某种治疗的信息获取方法越来越多,越来越便捷。面对手术,大多数患者会谨慎地进行比较,最终做出"正确"决定。患者在经历了网上查询、电话咨询后最终来到医院,其实距离成交已经很近了,来到医院了解后又要回家再考虑,为什么呢?究其原因有两种:

(1)没有"抓住"打动患者的关键点。

(2)"想一想再商量"只是客气的推脱借口。

有经验的咨询师在整个接待过程中,重点在于"问"而不在"答"。优秀的咨询师(客服)服务中持续在做一件事——深度挖掘对方真正的"顾虑"。只有发现"真顾虑",才能找到打动对方的"点"。而面对那些客气推脱你的患者,可以"直面问题"询问对方:您为什么顾虑,是不是我哪里没有解释清楚?您心目中还考虑过哪家医院,我可以给您介绍下其他医院的优势,方便您筛选适合您的医院。给医患谈话提供持续下去的理由,从中分析患者的真正顾虑,也为后期跟进留下余地和理由。请一定留意添加微信,并做好谈话记录,方便后期跟进时使用。

附录3 基础知识问答篇

1.近视眼是单纯看不清楚远处吗?

答:近视眼多数是因为眼轴变长导致的。随着眼轴变长,眼睛的每一个位置都会发生改变,因此,很多眼部疾病(如青光眼、视网膜疾病)的发病风险都会增加,而不光是远处看不清这一个问题。

2.什么是散光?

答:角膜表面不均匀引起光线不能聚焦成一个点的状态称为"散光"。

3.看远很清楚是远视眼吗?

答:视力最清晰的状态叫"正视眼",远视眼是看远和看近都会不清楚的状态。低度的远视在年轻时对视力影响较小,最主要的是视觉疲劳,高度的远视眼从小就能够明显感觉到看远看近都不清楚。

4.视力和近视度数是一样的吗?

答:视力与近视不是一个概念。近视度数反应的是光线在眼睛内聚焦的位置,视力是对投影在视网膜的图像的感知能力。相同的近视度数视力不一定一样,相同的视力近视度数也不一定相同。

5.做完手术视力都能达到1.0吗?

答:手术只是改变光线在眼内的聚焦位置,而不能改变眼睛与大脑的功能。因此,手术后的视力与佩戴眼镜能够达到的最好视力没有本质的区别。如果戴眼镜的最佳视力达不到正常标准(低于1.0),手术以后的视力也会低于标准,并且对于成年人没有有效的办法再提高视力。

6.近视眼遗传吗?

答:对于高度近视,尤其是 800 度以上的近视,是存在遗传因素的。而对于 600 度以内的近视,并不一定遗传。

7.遗传性近视是孩子生下来就有近视吗?

答:遗传性近视是说父母高度近视(一般 800 度以上),孩子相对于同龄人更容易发生近视,而不是说生下来就是近视眼。

8.手术前用的眼药水是什么作用?

答:人的眼睛里是存在细菌的,一般情况下不会引起感染,但是在手术后,由于眼睛的抵抗力下降,就有可能会引起感染。因此,手术前需要应用抗生素进行杀菌,预防手术后伤口感染的发生。

9.手术能够矫正散光吗?

答:散光是因为角膜形态不规则引起的,通过激光手术能够将角膜修整平坦。激光手术不光能够矫正散光,而且是矫正散光最好的方式。

10.近视眼就不会老花了吗?

答:老花是因为晶状体失去弹性,无法进行对焦,近视力因此下降;近视眼只是眼睛的焦点在眼前,而不像正常人在远处。因此,当近视眼的人老花了,摘掉近视眼镜后,近视度数和老花的度数抵消,能够看清近处,佩戴眼镜时同样看不清近处。近视眼只是不需要戴老花镜,一样也会老花的。

11.全飞秒手术是最新的手术,会不够安全吗?

答:全飞秒手术的原理与半飞秒相同,都是通过改变角膜的厚度形状来矫正近视,只是改变的切口大小不同,从大伤口变成微创手术,因此全飞秒手术不光不会不安全,反而相比半飞秒手术更加安全。

12.近视手术是否会导致眼睛失明或其他疾病?

答:准分子激光手术只是矫正近视的手术,手术原理是在角膜上磨制一副合适的眼镜,通过消耗安全的角膜厚度,使角膜曲率变平。手术不会阻止近视的发展,更不会因手术给眼睛带来其他疾病。

13.为什么很多医生也戴眼镜?

答:首先,近视矫正手术是一种提高人们生活质量的手术,有很多眼科医生还有别的专业的医生都做了近视准分子激光手术,我们医院的工作人员包括家属,能做的都已做过了。其次,手术做与否在于本人是否想做及是否适合做,并不是每个人都适合做的,能否做要通过术前检查才能确定。

14.术后视力能达到多少?

答:一般术后裸眼视力可达到术前最好的矫正视力。0.8～1.2都为正常视力。

15.术前需做哪些准备?

答:应提前1～7天来院检查。佩戴隐形眼镜者,检查前软镜应停戴1周以上,硬镜应停戴3周以上,角膜塑形镜应停戴3个月以上。术前滴抗生素眼液12次。检查当日要散瞳,会有4～6小时畏光、视物模糊现象,请勿驾车,最好自备太阳镜。

16.手术会痛吗?

答:术前眼部滴用表面麻药,所以不会疼痛。但术后1小时后患者会出现异物感、流泪等症状,一般3～5小时后逐渐好转。手术当日回家后以休息为主。

17.术后视力会回退吗?

答:掌握良好的用眼习惯。近距离工作尽量1小时左右休息5～10分钟,闭眼,远眺,让眼睛充分放松,缓解视疲劳。注意劳逸结合,视力是不会回退的。高度近视患者术后回退率仅为3%～5%,也是因人而异的。

18.手术后,为什么两只眼睛恢复进度不同,一只觉得清楚,一只没那么清楚?

答:我们每个人的两只眼睛看世界的清晰程度都是不同的,就算术前视力相同,每只眼睛担负的任务也不同,就像人的左右手分工不同一样。所以手术后,要多用双眼一起锻炼看远、看近,使双眼尽快恢复协调。

19.术后第一天,为什么全飞秒手术的视物清晰度反而没有半飞秒手术好?是不是没恢复好?

答:不用担心。全飞秒手术切口只有2~4 mm,手术会从角膜中抽离一层薄薄的组织,术后第一天角膜贴合还在进行中,加上角膜由于操作产生轻微水肿,所以术后第一天全飞秒患者的视力还不会达到最佳状态。全飞秒手术后的感受是一天比一天好,越来越好,而且是越往后越好。从远期效果看,两种手术方式未来的视力水平不会存在大的差异。

附录4 自媒体运营类问题解析

1.建立一个自媒体账号需要做哪些工作?

账号准备:账号定位、内容框架定位、主要人物定位、账号搭建(头像、昵称、头图、简介)。

内容体系准备:内容脚本策划(讲故事、展示过程、科普知识、谈特点、晒场景、展示效果)和呈现方式(真人讲述视频、视频结合配音、PPT情景剧)。

运营体系准备:平台选择、博主选择、内容比例配比。

2.关键意见领袖(KOL)和关键意见消费者(KOC)的区别是什么? KOL和KOC怎么搭配组合?

KOL是有行业影响力,粉丝超过30万,具有很强业界影响的人。

KOC拥有数万粉丝,KOL和KOC对比曾经或准备接受手术,甚至拥有数千好友的私域流量。

KOL 和 KOC 的对比如表 1 所示。

表 1 　　　　　　　**KOL 和 KOC 对比**

	范围	流量	转化能力	互动能力	价格
KOL	公域流量	大	弱	弱	高
KOC	私域流量	小	强	强	低

搭配组合:一个形象代言人＋10 个品牌深度植入的 KOL＋100 个真实客户 KOC。

3.自媒体基础名词解释

(1)10W＋:内容阅读量超过 10 万或超过 10 万阅读量的内容。

(2)洗稿:将别人的原创内容进行修改、整理、加工后,当作自己的作品。

(3)种草:通过故事、活动、科普等方式为客户推荐产品或手术方式。

(4)人设调性:账号内容的风格,账号给客户的整体感觉。辨识度强。

(5)垂直度:在做医疗领域账号时,内容在一个领域内的输出。

(6)粉丝画像:一个账号的粉丝数据,比如性别、年龄、地域等。

(7)账号矩阵:"一个人"在多个平台有多账号或者"一个人"在同平台运营多个账号,形成类似矩阵的运营体系。

(8)粉丝黏度:粉丝对某个账号的关注度、互动率等。

4.如何避免活动或写文案自娱自乐,客户没听懂/没兴趣?

描述手术方式或进行科普讲解时运用 FAB 法则。其中,F 代表产品属性,A 代表属性作用,B 代表用户利益。

以全飞秒手术为例:

F产品:全飞秒手术;A作用:微创、无瓣;B给对方带来的利益:术中舒适,术后恢复快。咨询沟通如图1所示。

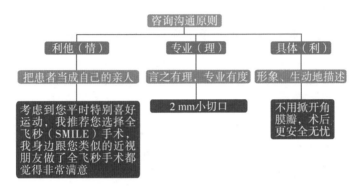

图1 全飞秒手术的咨询沟通

附录5 我国飞秒激光小切口角膜基质透镜取出手术规范专家共识(2018年)

飞秒激光小切口角膜基质透镜取出手术(femtosecond laser small incision lenticule extraction,SMILE)作为新技术,近年来在临床得到广泛推广,《我国飞秒激光小切口角膜基质透镜取出手术规范专家共识(2016年)》的颁布发挥了重要的指导作用。随着技术的提高和软件的不断更新,相关认识在逐步深入,手术适应证范围也有所拓宽。为了更好地指导临床工作,中华医学会眼科学分会眼视光学组根据最新研究结果,经过充分讨论,对SMILE的手术适应证(可矫正的屈光度数)、手术禁忌证(甲状腺疾病相关眼病等)等进行了部分修订,同时细化了部分手术并发症的定义及其处理方法,使新的共识更加科学和严谨,以供临床医师参考使用。

一、适用范围

本共识适用于全国各级具有资质的医疗单位所开展的SMILE。

二、规范性引用文件

《准分子激光角膜屈光手术质量控制中华人民共和国卫生行业标准》。

原国家卫生部颁布的《消毒技术规范(2002年版)》。

三、术语和定义

SMILE是应用飞秒激光在角膜基质扫描形成光学透镜,并将透镜从飞秒激光制作的角膜周边小切口取出,用以矫正近视、远视、散光等屈光不正的一种手术方式。

四、缩略语

下列缩略语适用于本共识。

LASIK:准分子激光原位角膜磨镶术(laser in situ keratomileusis)。

SMILE:飞秒激光小切口角膜基质透镜取出术(femtosecond laser small incision lenticule extraction)。

FLEx:飞秒激光角膜基质透镜取出术(femtosecond laser lenticule extraction)。

FS-LASIK:飞秒激光辅助准分子激光原位角膜磨镶术(femtosecond laser-assisted laser in situ keratomileusis)。

五、一般要求

(一)环境要求

手术室的面积和尺寸应符合激光机要求的参数标准,手术室内空气必须达到原国家卫生部《消毒技术规范》中规定的Ⅱ类环境空气消毒标准。手术室温度:18～24 ℃(恒定于此范围的某一值),相对湿度:<50%(不同的机器要求不同,以达到要求为准)。

（二）设备要求

1.所有设备应通过国家食品药品监督管理局对医疗器械注册证进行审批所需的注册检测,并取得相关证书。

2.应具备下列检查设备：

• 裂隙灯显微镜

• 眼底检查设备（直接和间接检眼镜等）

• 眼压测量仪器

• 主、客观验光设备

• 可检测角膜前、后表面形态的角膜地形图仪或眼前节分析系统

• 角膜厚度测量仪

3.若有条件,建议具备以下辅助检查设备：

• 可测量眼轴的光学生物测量仪

• 波前像差仪

• 对比敏感度仪

• 角膜生物力学测量仪

• 角膜内皮镜

• 视觉质量分析仪

• 眼前节和眼底 OCT 检查仪

（三）术者要求

1.手术医师应持有国家医师资格证书及医师执业证书（眼耳鼻喉科专业）。建议应具有主治医师及以上眼科医师资格,具有一定角膜屈光手术经验和眼科手术经验,完成相关培训并取得认证。建议应完成 FS-LASIK 操作 100 只眼以上,FLEx 或假性（pseudo）SMILE 操作 20 只眼以上。

2.建议相关人员必须经过严格的飞秒激光仪操作培训。

（四）患者要求

1.已完成必需的手术前检查。

2.戴角膜接触镜的患者需停戴镜片至角膜无异常,且屈光状态和角膜地形图均稳定后方可接受手术。建议停戴镜片时间:软性球镜为 1 周以上,软性散光镜及硬镜为 3 周以上,角膜塑形镜为3 个月以上(视患者配戴角膜接触镜时间可适当延长停戴镜片时间),或有明确证据表明角膜形态已稳定。行面部或眼周美容手术者酌情择期手术。

3.建议嘱咐患者在术前至少 1 周的时间内:

· 任何时间均不建议配戴角膜接触镜

· 避免眼部或眼周化妆

4.术前用药(术前 1～3 天,3 或 4 次/天)。若无法达到上述时间,应采用强化给药方式:

· 使用抗生素滴眼液

· 选择性使用非甾体类抗炎滴眼液

六、术前评估

（一）病史

术前询问患者以下情况:

· 屈光不正及其矫正史,屈光度数稳定情况

· 眼部疾病、外伤及手术史

· 全身疾病及家族史(尤其角膜营养不良及青光眼等疾病)

· 药物史、药物不良反应及过敏史

· 职业、生活及用眼习惯等社会学资料

· 是否佩戴角膜接触镜及佩戴、停戴时间等。佩戴角膜接触镜的患者,需停戴镜片至角膜无异常,且屈光状态和角膜地形图稳定后方可接受术前检查和手术

（二）术前检查

术前常规进行下列检查：

- 裸眼远、近视力
- 屈光度数（主、客观或睫状肌麻痹验光法）、最佳矫正视力
- 眼位及主视眼
- 外眼及眼前节（使用裂隙灯检查法）
- 后极及周边眼底
- 眼压
- 角膜厚度
- 角膜地形图及角膜前、后表面形态，眼前节观察指标

（三）其他检查

若有条件，建议进行下列检查：

- 波前像差检查
- 角膜内皮镜检查
- 对比敏感度及眩光检查
- 眼轴测量
- 泪液功能检查
- 瞳孔直径测量（包括暗光下瞳孔直径）
- 眼集合及调节幅度等双眼视功能检查
- 角膜生物力学检查
- OCT 眼前节检查及眼底检查

七、手术适应证

1.患者本人具有通过 SMILE 改善屈光状态的愿望，心理健康，对手术疗效具有合理的期望。

2.年龄在 18 周岁及以上的近视、散光患者（特殊情况除外，如具有择业要求、高度屈光参差等）；术前在充分理解的基础上，患者本人或必要时家属须共同签署知情同意书。

3.屈光度数：相对稳定（在过去 1 年内屈光度数变化≤0.50D）。范围为球镜度数 －1.00 ～ －10.00D,柱镜度数≤－5.00D。矫正极低屈光度数需酌情而定。

4.角膜:透明,无明显云翳或斑翳;角膜地形图检查形态正常,无圆锥角膜倾向。

5.无其他眼部疾病和(或)影响手术恢复的全身器质性病变。

6.经术前检查排除手术禁忌证者。

7.其他参考准分子激光角膜切削术、准分子激光角膜上皮瓣下磨镶术及 LASIK 等准分子激光角膜屈光手术。

八、手术禁忌证

(一)绝对禁忌证

存在下列情况中任何一项者,不能接受手术:

· 患者头位不能处于正常位置

· 重度弱视

· 圆锥角膜或可疑圆锥角膜

· 其他角膜扩张性疾病及变性

· 近期反复发作病毒性角膜炎等角膜疾病

· 重度干眼、干燥综合征

· 角膜过薄,目前可参考但需进一步循证医学支持的标准:预计透镜取出后角膜中央残留基质床厚度＜250 μm(一般角膜基质床剩余厚度应至少＞250 μm,建议 280 μm 以上);透镜过薄(＜20 μm)

· 存在活动性眼部病变或感染

· 严重的眼附属器病变,如眼睑缺损和变形、严重眼睑闭合不全

· 未控制的青光眼

· 严重影响视力的白内障

· 严重的角膜疾病,如明显的角膜斑翳等角膜混浊、边缘性角膜变性、角膜基质或内皮营养不良以及其他角膜疾病,角膜移植术后、放射状角膜切开术后等角膜手术后,眼外伤、严重眼表和眼底疾病等

· 存在全身结缔组织疾病或自身免疫性疾病,如系统性红斑狼疮、类风湿关节炎、多发性硬化等

· 已知存在焦虑、抑郁等严重心理、精神疾病

· 全身系统性疾病或精神疾病,如癫痫、癔症等致无法配合检查和手术的疾病

· 其他同 LASIK 和准分子激光角膜上皮瓣下磨镶术

(二)相对禁忌证

· 年龄未满 18 周岁

· 屈光度数不稳定(在过去 1 年内屈光度数变化＞0.50D)

· 角膜相对较薄

· 角膜过度陡峭(角膜曲率＞48D)或过度平坦(角膜曲率＜38D)

· 角膜中央光学区存在云翳、较明显的角膜血管翳

· 角膜上皮及上皮基底膜病变,如上皮基底膜营养不良、复发性角膜上皮糜烂等

· 暗光下瞳孔直径明显大于切削区直径

· 眼底病变,如视网膜脱离、黄斑病变等

· 在术前视功能检查中发现的眼动参数明显异常,包括调节、集合等影响手术效果的参数

· 怀孕期和产后哺乳期

· 眼压偏高但已排除青光眼、已控制的青光眼

· 轻度睑裂闭合不全、面瘫

· 轻、中度干眼

· 未得到控制的甲状腺相关眼病

· 糖尿病

· 正在服用全身药物,如糖皮质激素、雌激素、孕激素、免疫抑制剂等

· 其他相对禁忌证基本同准分子激光角膜屈光手术

鉴于 SMILE 为近年来出现的新型手术,虽然临床和大量数据已显示其具有一定的矫正效果和适用范围,但仍然需要大量循证医学支持。有关适应证和禁忌证会随着认识的不断深入不断调整、补充和完善。

九、知情同意书

术前建议向患者说明以下问题,并签署知情同意书:

· SMILE 是矫正屈光不正的方法之一

· 手术目的

· 手术局限性

· 替代的方法与种类

· 手术过程中的配合方法

· 可能出现的并发症

十、术前准备

1.患者准备:建议嘱咐患者在术前至少 1 周时间内:

· 任何时间均不建议配戴角膜接触镜

· 避免眼周及眼部化妆

2.术前用药(术前 1～3 天):

· 使用抗生素滴眼液

· 选择性使用非甾体类抗炎滴眼液

3.手术须在无菌条件下进行,患者眼周皮肤、结膜囊的消毒应符合原国家卫生部《消毒技术规范》中的相应规定(冲洗结膜囊时注意保护角膜上皮)。

4.所有手术器械均不可采用擦拭或浸泡消毒。

5.术前应检查激光机并校准其他相关设备。

6.核对患者信息,包括姓名、出生日期、眼别、手术方式、屈光度数等,并确认手术参数。

7.术前宣教,告知患者手术过程中的注意事项及与手术医师的配合方法。

十一、手术流程

1.手术前 2～5 分钟进行眼表局部麻醉,结膜囊内滴入眼用表面麻醉剂 2 或 3 次,每次 1 滴。

2.按常规铺手术巾,必要时粘贴睫毛。

3.选用一次性无菌治疗包(负压吸引环),并进行必要核对和正确连接。分别将其连接于激光发射窗口和治疗控制面板上,注意将负压吸引环连接管放置于双眼的颞侧处。

4.选择治疗模式,根据治疗屏幕的治疗程序,开始治疗步骤。

5.开睑器开睑,去除手术区多余水分。

6.确认摆正头位,让患者注视上方绿色注视光,术者借助手术显微镜和操纵杆进行准确对位。开始时以治疗照明影像、镜下的固视光及瞳孔中心为相对参照物。

8.通过调整,使参照物恰好位于负压环上接触镜的中央,确认两者的对位和吸引是否正确,不合适时可以重新对位和吸引,水印达 80%～90% 时启动负压固定眼球。

9.再次确认中心对位和吸引是否正确,不合适时可重复操作直至满意。

10.开始激光扫描。扫描中的注意事项:

(1)在激光扫描开始时,密切观察患者是否注视目标灯光以及是否有负压环边缘水分过多、结膜嵌入负压环等异常情况发生。

(2)激光扫描过程中,若发现角膜基质透镜成形异常,患者眼球大幅度转动或切口的长度和位置偏离等情况影响预期治疗时,应立即暂停手术。

(3)在未能确定异常情况发生的原因并加以解决之前,建议推迟手术。

11.在手术显微镜下确认切口和透镜完成后,用合适的手术器械分离并取出角膜基质透镜。

(1)分离透镜:分离角膜切口,随后分离透镜边缘的前部及后部,之后分离透镜的前表面(角膜帽的下方),再分离透镜的后表面。

(2)从小切口小心取出透镜,透镜取出后确认角膜基质透镜的完整性。

12.适当冲洗,拭干并仔细对合角膜切口。

十二、术后处理

1.术毕广谱抗生素滴眼液和糖皮质激素滴眼液点眼。

2.手术结束后可用裂隙灯显微镜检查术眼,确认无异常即可离开。

3.手术后定期复查。

4.告知患者术后2周内防止非正常液体进入眼部,术后1个月内不建议进行游泳活动;若术眼出现异常情况应及时就诊。

5.糖皮质激素滴眼液使用期间应密切监测眼压。

十三、手术并发症

(一)术中并发症

1.角膜帽缘撕裂或切口处角膜上皮破损

可因角膜帽厚度过薄、角膜切口过小、患者眼球突然转动或器械操作不细致等原因造成。处理方法:

(1)轻度的切口边缘撕裂:将其平整对合,不需要特殊处理,较明显者需将裂开处严密闭合,避免术后角膜上皮植入。必要时术毕佩戴绷带式角膜接触镜。

（2）若发生角膜上皮破损，术毕将上皮平复，佩戴绷带式角膜接触镜，避免角膜上皮植入。

2.角膜基质透镜分离困难

可能由于激光能量异常、出现黑区或角膜组织结构异常等原因，造成角膜帽下方（透镜前表面）或透镜后表面分离困难。处理方法：

（1）调整分离方向，从不同角度、不同方位轻轻分离。

（2）使用特殊的分离器械，小心分离。

（3）若预计分离困难，且无法找到正常组织结构时，建议暂时放弃手术。

3.负压脱失

由于角膜表面液体过多、患者固视不良或眼球突然转动、结膜嵌入负压锥镜与角膜间隙等原因，造成在飞秒激光扫描过程中负压脱失，使激光扫描自行终止。处理方法：

（1）激光进行微透镜底部切割进程＜10％时负压丢失，可以重新开始扫描。此时机器会自动弹出是否进行快速重启的选择菜单，选择继续，原始治疗方案不做任何修改。

（2）若激光微透镜底部切割进程＞10％且接近中轴区时负压丢失，建议暂终止 SMILE，改为 FS-LASIK 或择期行 SMILE。

（3）若已完成透镜底部切割进程，在侧切透镜时负压丢失，可以从侧切重新开始继续激光扫描（注意对位）或可将透镜侧切直径缩小 0.2～0.4 mm。

（4）若已完成透镜底部切割进程且侧切完成，在角膜帽扫描时负压脱失，可不改变原始治疗参数，重新制作帽，但此时一定要注意中心对位。

（5）当扫描周切口时负压丢失，可不改变原始治疗参数，重新扫描周切口或机械切开。注意重新吸引时尽量与原中心对位。

4.角膜基质透镜撕裂或组织残留

由于激光能量异常、透镜过薄或手术操作不规范等原因,导致透镜撕裂或透镜组织取出不全。处理方法:若出现组织残留,原则上应全部取出,尤其在光学矫正区域。但若仅是在边缘部位残留极小条带状组织(如长度在 1~2 mm 内,宽度在 1 mm 内),且在光学区外,可以观察。

5.角膜基质透镜偏中心

当患者存在较大的 kappa 角、患者注视不良或对位不良时可发生角膜基质透镜偏中心。处理方法:

(1)若出现偏心对位,在激光扫描开始前,可以解除负压,重新对位。

(2)若激光进行微透镜底部切割进程<10%,可暂停激光扫描,重新对位。重新对位扫描容易出现周边扫描错层而致透镜分离和取出不完整和破损,应引起注意。

(3)若已完成大部分切割,但发现偏心明显,应立即终止手术,不宜分离透镜,根据情况进行下一步处理。

(4)已形成的较明显偏心通过手术进行修正,如角膜地形图引导的手术或波前像差引导的手术。

(5)对于 kappa 角较大的患者,须慎重。手术的中心对位建议参考角膜顶点。

6.角膜帽下异物

结膜囊冲洗不干净、冲洗时将异物带入或由于过多的器械操作,导致异物残留。处理方法:应用乳酸钠林格液从切口处进入囊袋内冲洗,冲洗完毕后注意切口的复位。

7.寻找角膜基质透镜困难

可由于角膜透镜过薄、手术操作不熟练和不规范或异常分离等原因造成。处理方法：

（1）利用相对尖端的 SMILE 分离钩仔细寻找微透镜的边缘。

（2）放大手术显微镜倍数或打开附置的裂隙灯,确认透镜的位置。

（3）应用前节 OCT 测量角膜的厚度并观察手术扫描痕迹,确认微透镜的位置。

（4）若仍无法找到透镜,可暂闭合切口,将已分离的组织平整复位,数月后行表层手术或 FS-LASIK 等其他方式手术。

8.角膜帽穿孔或划开

在分离透镜（尤其在分离透镜前表面）时,由于患者的眼球突然转动、操作不慎或力度过大,也可因角膜帽过薄和透镜分离困难等因素,导致器械刺透角膜帽。处理方法:尽量使破损部位角膜严密对位,佩戴绷带式角膜接触镜,避免角膜上皮植入。

9.非切口处角膜上皮缺损

可由于术中使用表面麻醉剂或患者自身角膜上皮健康状况不良,如角膜基底膜营养不良等,导致术后立即出现角膜上皮片状缺损或剥脱。处理方法:轻者可不予处理。片状缺损者亦可佩戴绷带式角膜接触镜或加压包扎,辅以促进上皮愈合类药物。

10.不透明气泡产生

不透明气泡通常产生于角膜层间,其产生与飞秒激光的光致破裂机制相关,水蒸气和 CO_2 聚集于板层间隙,也可深达后部角膜基质层。发生于 SMILE 术中的不透明气泡形态多为弥散状,密度很小,程度较轻,经分离透镜前表面后基本消失,一般不影响手术的正常进行。但是,出现在微透镜侧切部位的不透明气泡有时会使透镜组织分离过程稍显困难,需仔细轻柔操作。处理方法:

（1）在分离透镜时应谨慎小心;不要使用过于锐利的器械,也不应过力分离,避免造成错层分离。

(2)减少操作,以免过多骚扰组织影响术后恢复。

(3)透镜边缘出现不透明气泡时,应小心操作,避免组织残留。

11.角膜基质内扫描区出现黑区

在激光扫描时,角膜基质可出现与扫描区域颜色不同的暗区,形同黑斑,也称为黑区,为飞秒激光未能产生有效作用的区域。常见原因为眼睑睑板腺分泌物或结膜囊内异物附着于角膜或接触镜表面,或激光输出异常等。处理方法:

(1)一旦发现较大面积黑区出现,建议将负压停止,中断激光扫描,寻找可能的原因并予以排除。

(2)扫描区黑区的出现会使透镜的分离难度增加,因此分离透镜一定要仔细、小心,过力的分离可能会使器械尖端穿透角膜表面,使角膜表面不规则愈合,甚至形成瘢痕或瘢翳,也可造成透镜撕裂。

(3)若已形成较大面积黑区,建议暂停手术,寻找原因后择期手术。

鉴于SMILE术中并发症较术后并发症对手术矫正效果的影响更直接,因此须重视充分的术前病患教育、规范的手术操作及遇见特殊情况冷静、正确的处理,以便减少术中并发症的发生,有效提高手术的安全性。

(二)术后并发症

1.弥漫性板层角膜炎

SMILE术后发生的弥漫性板层角膜炎,临床多表现为非感染性弥漫性角膜帽下炎症细胞浸润,发生时间为手术后 24 小时,表现为细小的白色颗粒样混浊。可能与早期的飞秒激光仪器设备能量较高、手术操作及个体因素等有关。处理方法:

(1)糖皮质激素滴眼液局部点眼。

(2)若无消退迹象,必要时可从切口处使用低浓度糖皮质激素平衡液进行冲洗。

（3）密切追踪随访,根据病情变化及时更改治疗方案。

（4）注意与点状角膜病变或感染性角膜炎等疾病鉴别。

2.薄纱或薄雾状视物不清、眩光等视觉不良现象

在术后早期,少数患者可能会出现薄纱或薄雾状视物不清,其与角膜早期反应、水肿有关,随着时间推移可逐渐消失。发生眩光的患者,主诉多为在暗的背景下,点光源周围出现光圈或光晕等。术后早期角膜轻度水肿可能是其主要原因,随着时间推移、角膜伤口修复及主观适应与补偿增强等,多可减轻或消退。个别患者与瞳孔直径较大、个体敏感性强等因素有关。

3.角膜基质层间雾状混浊(haze)

由于 SMILE 角膜帽的位置多设定在角膜深度 $110\sim120~\mu m$,接近前弹力层下角膜前基质层,故术后愈合时角膜基质层间可能会出现雾状混浊。此类混浊不同于表层切削术后的角膜上皮下混浊,多程度较轻,且较快消失。处理方法:

（1）局部适当点用较低浓度的糖皮质激素滴眼液。

（2）注意随访观察,随着时间的推移,雾状混浊会逐渐消退。

4.感染

SMILE 仅在角膜边缘做 1 个小切口,由于不掀开角膜瓣,较少暴露角膜内部组织,因此细菌等致病微生物感染的机会相对较少。但是,当微透镜取出后在角膜基质中产生囊袋,若发生手术相关感染,会因其部位相对闭合,可能使感染很难控制。一旦发生角膜帽下感染,必须及时处理,避免错过最佳治疗时机。因此,围术期局部预防性使用抗生素滴眼液仍有必要。同时,术中手术器械的严格消毒和无菌操作等,也应比传统角膜板层手术要求更加严格。

5.屈光度数回退、欠矫或过矫

SMILE 术后较少出现屈光度数欠矫或回退现象,但仍然有少

数屈光度数较高的患者、术前屈光状态不稳定的患者及特殊个体可能术后会出现屈光度数回退、欠矫或过矫。处理方法：

（1）密切随访屈光度数的变化，在其完全稳定的情况下，可以考虑进行加强手术。

（2）可选择表层手术。

（3）应用飞秒激光在原角膜帽平面（从周切口进入将角膜基质囊袋分离）制作角膜瓣并将其掀开，在此基础上进行准分子激光的加强手术。

6. 视力恢复延迟

由于患者个体差异、手术操作或激光性能稳定性等原因，诱发术后早期角膜水肿等愈合反应，引起术后早期视力恢复延迟。处理方法：

（1）SMILE 因手术的特点，在术后早期可能会出现视力恢复延迟，但多随时间延长和组织水肿逐渐消退，视力得到逐步恢复。可嘱患者耐心等待，一般在术后 1 周至数月恢复至最佳矫正视力。

（2）根据病因对症处理，如出现角膜水肿等，必要时可适当辅以糖皮质激素滴眼液或非甾体类抗炎滴眼液等。

7. 小切口处上皮岛或上皮植入

可能由于切口边缘的上皮细胞活化、增殖所致。处理方法：随诊观察，必要时给予药物或手术干预。

8. 角膜板层层间微皱褶

部分患者在角膜透镜取出后，在前弹力层下浅层基质处出现微皱褶，多见于中、高度近视眼患者。

OCT 检查可见前弹力层高反光带呈起伏波状。

处理方法：

（1）若皱褶未对角膜的光学特性产生明显影响，且无视觉症状者，可不予干预。

（2）若造成泪膜和角膜前部光学面破裂时，可使用人工泪液，必要时可适当延长局部糖皮质激素滴眼液的使用时间或给予手术干预。

9.干眼

较少发生，多发生在术后早期，且恢复相对较快（多为术后3个月内）。由于局部用药、睑板腺体功能异常、既往存在干眼症等引起。处理方法：可采取睑板腺热敷、按摩及局部滴用无防腐剂的人工泪液等方法。

10.其他

因各种原因可能出现的已知的（如术后激素性高眼压）或未知的角膜或眼部其他不良表现。

虽然 SMILE 在临床的应用时间已超过 7 年，且有大量的临床研究已显示其具有安全性、有效性、可预测性和稳定性，但其仍为相对较新的手术方式，手术适应证、并发症等仍在不断探索和发现中。相信随着临床对此类技术的不断认知和总结，该手术将得到不断的调整、完善和补充，可更加有效避免和控制可能的并发症发生，最终获得更为理想的矫正效果。

（中华医学会眼科学分会眼视光学组）

附录 6　微笑的近视手术：全飞之名

"为什么叫全飞？"总有近视患者问我，"为什么叫全飞秒？为什么叫 SMILE……"近视全飞手术发展那么快，与我国近视的高患病率有关，也与"全飞"这个名字被迅速认同有关。

近视手术种类较多，适应证常有交叉，PRK、LASEK、LASIK、放射状角膜切开术（RK）、准分子激光治疗性角膜切削术（PTK）、FLEX、SMLIE、ICL……这些手术的发明者或首创者大多是国外的专家,英文畅通无阻而不必标注中文名称。国内的近视手术医生对英文术语的接受度本来就高,很少用中文名,使用英文简称早成习惯。但这些缩写,其他专业医生有时也似懂非懂,更不要说普通近视眼患者,听了看了还是如坠云雾。

我也一样习惯英文缩略语,当我 20 多年前接触到 PRK 时,我没强调其译名"准分子激光屈光性角膜切削术"。PRK 的中文名固然严谨,包含激光工具、手术靶组织和近视矫正目标,但太过于学究气息,一般医生和患者都叫不出。时间过去多年,作为近视激光的第一个术式,简明的 PRK 三个字母已被医务人员记住,非眼科同行也知道这是近视手术。时至今日,虽然 PRK 早已退出主流术式的行列,但仍有医院在沿用"近视 PRK 中心"。

当年掀起近视激光手术高峰的是 LASIK,由于恢复快捷而在国内外风靡。"准分子激光角膜原位磨镶术"这样的名称,毫无疑问也注定被医患双方"熟视无睹",老百姓还是要求"给我做恢复快的 PRK",只有少部分年轻人或会说"我要做 LASIK"。LASIK 完全碾压 PRK,到现在也是国内外的主流术式之一,但始终没有一个简明扼要的中文通用名字,那五个大写字母与大众的隔膜,不止五座山一样远的距离。

幸运的是 laser 的中文名字"激光"凌厉传神。激光应用于眼科是革命性的进步,在角膜、晶状体和视网膜等都有开拓应用。近视矫正的激光从准分子激光到飞秒激光,更如虎添翼,立竿见影,已有超过千万患者接受近视手术,是最受广大患者信赖的安全高效的"黑科技"之一。

英文名称也会给医生造成困扰,比如 LASEK。我在国内率先做 LASEK,但成规模地开展 LASEK 时已是 2001 年。在手术室里,LASEK 与 LASIK 怎么叫怎么听都那么相似,有误认手术方式的隐患。于是我让大家提取两个字母,分别用 IK 和 EK 来指代,慢慢叫顺,后来全国多地医院也这么叫响。再后来,又加上 Epi-LASIK 的"Epi",连患者也学会大声说"我是做 EK 的""我是做 Epi 的",手术室新手也不会混淆。这只是适合中式的通俗叫法,在正式英文文献中,并没有这样的简写名称。

把 LASEK 译成中文时我确有推敲,最后确定把英文中未显示的"瓣"在中文中表达出来,即"上皮瓣下角膜磨镶术",以区别于 LASIK 基质瓣,同时也区别于不成瓣的"上皮下"激光切削,因为 LASEK 活性上皮瓣是保障该术式优越性的重要一环。LASEK 微创性优于 LASIK,不需要切开角膜基质,但术后恢复稍慢,优质上皮瓣可以减轻疼痛等不适。这个"瓣"在很多中文文献中缺如,如一些杂志报告"上皮下角膜磨镶术"。也许那些作者根本没有意识到,忽视完整的高活力的上皮"瓣"会增加术后的刺激症状。

近视手术患者大多不会想到,医生苦苦思考一个字,其实超越字面上的一个简单字画,而是一个精益求精的行动,是着眼于改善临床技术。比如一个"表层切削",一个"优化表层切削"(advanced surface ablation),为了"优化"两个字,从理念到实践,要付出几多汗水。

全飞 FLEX/SMILE 时代,它们的中文名字更冗长。我在 2010 年 5 月做全飞 FLEX,马上转为小切口 SMILE,那时国内还没有开展。FLEX 直译为"飞秒激光角膜基质透镜切除术",而小切口术式"飞秒激光角膜基质透镜取出术",德国医生取首字母合成缩写 SMILE。因边切口是弧形,如同微微上扬的微笑,用"微笑"命名术式如同天赐,效果也很理想。其时国内还没有小切口软件,2011 年 8 月才正式在国内推广边切软件辅助的 SMILE。现在 SMILE 切口只需 2 mm,恰似樱桃小口微微一笑。

我的微笑手术,在没有边切软件时,还曾用规尺测量切口长度。边切弧若超过 5 mm,我会归类为文献报告过的"pseudo

SMILE"，这可以直译为"假微笑"。但人们从来对"皮笑肉不笑"之类的虚伪笑容避之不及，我断然不会采用。我在会议交流时特意写成"Laugh"手术。我对英国和印度的专家说，"会心微笑"和"开怀大笑"都很好，在中文语境中也有不同的审美，他们听后全都笑了，用 Laugh 更舒心。2011 年春天写论文投给《中华眼科杂志》的时候，国内全飞数量实在太少，没有超过百例。问题来了，取哪个中文名字呢？称"透镜取出术"还是"透镜摘除术"？叫"角膜基质透镜"还是单纯用"基质透镜"？我修改多次都不满意。

但我对飞秒透镜手术的通用名字"全飞"，从一开始相对淡然，到如今越来越满意。面向广大近视患者，该用一个怎样的中文名字凝练这个具有鲜明特质的手术？蔡司（Zeiss）公司经过讨论之后备选了几个名称，其中有"全飞秒激光""全飞秒"和"全飞"等。当年 Zeiss 公司来征询时，我大约没有科普意识和市场观念，以为没有必要去推荐术式的通用名称，我只是表示以上的名称都可以，顺其自然，老百姓爱怎么叫就怎么叫。

在英文文献中，"All in one"特指这一新型透镜术，与飞秒LASIK 相比（一次飞秒激光扫描联合一次准分子激光切削），确实属于创新微创。整合二次飞秒扫描的一体化透镜的手术，在中文中诚然都可称之为"全飞秒"或"全飞"，包含对"十全十美"的期望，也是医生全心全意、全力以赴的追求。

为改进全飞术中技术，我在 2014 年尝试用镊子轻轻夹住透镜边缘，类似撕囊一样把透镜自小切口取出，我取名为"连续环形撕镜术"，在《屈光外科杂志》（*Journal of Refractive Surgery*）上发表时定名为 CCL。但发表之后一直觉得"撕镜"不是一个适宜名称，后来看到"撕"字成灾，"撕"这"撕"那，更觉得用词不当。后来试图用"一步法取出透镜"或"二步法取出透镜"来表达，但有些医生掌握了技巧，有些医生还是传统分离更得心应手。

不知不觉,越来越多的近视患者了解和选择全飞手术,全飞已成为国内老百姓知晓率最高的中文名字的近视手术。我国全飞手术总量已一举超过 30 万台,至少 200 家眼科拥有这项技术,并且还在继续增加。全飞也已全面过渡到小切口,Laugh 手术只是过渡,有很多医生一上手就是娴熟漂亮的 SMILE。国际层面,这些年来欧洲的全飞手术量也显著上升,随着去年美国食品药品监督管理局(FDA)通过全飞认证,全球范围内全飞比例在进一步扩大。

国内老百姓大多数称飞秒透镜术为"全飞",相应的,对于传统 LASIK 就称为"半飞",或者是"全飞秒"相对于"半飞秒";也有的称全飞为"双飞",是因为向患者解释"飞秒扫描两层或两次",这样对应于飞秒 LASIK 的"单飞";也有的称全飞为"单纯飞秒",以区别于"飞秒+准分子"或"单纯准分子激光";也有的称为"全秒",因为"这种高科技特别简捷,分分秒秒就解决近视"……这些五花八门的通俗名称促我思考,即使是患者的主观臆想,也触动我,近视患者在想什么,在期待什么?

从患者所认同或所自造的手术通用名称里,可以隐隐看出一些端倪,患者最迫切的需求是什么,我们医生解决什么。符合患者需求的技术是有生命力的技术,手术通用名首要的原则是简明扼要,便于患者更好理解,同时也是一种潜在的医学引导,需要尽可能客观。全飞手术之外,近视 ICL,现在更名为"EVO",其中文名为"眼内镜",我们也一样用心去思辨,因为医学技术本质是要还人类健康,是要让人们享受美好生活。每个人都希望自己有清晰视觉,安全无虑、自由自在地去看属于他的风景。近视医生的职责之一,当然是让更多人了解近视,了解近视防治,了解近视手术。

在我上电梯的间隙,一位患者拉住我:"医生医生,我是来找你做全秒的。""全秒?"我微微笑着说"可以的"。以前也有患者递纸条给我"医生我特别前来做全妙手术"。"全妙"? 我也含笑颔首。

屈光患教咨询

我当然不会在乎患者对手术的"自定义"名称,我在乎全面细致的检查和评估,全身心地去做好每一个手术。

但总有意想不到的瞬间笑场。我们有做过一批白色袋子,方便术后给每个患者放置眼药水和病卡,上面印"全飞秒 FLEX/SMILE……"以及我科的地址和电话等。有次在电梯里,有两位患者看到我张口就说:"周医生,我们是来找你做金飞秒的。""金飞秒?"我非常惊讶,问患者是从哪里听到我这里做"金飞秒"。患者随手指着白色袋子说,我家亲戚去年来做过"金飞秒",这上面不是印着吗?这时电梯门开了,我差点失声大笑。我赶紧招呼护士老师们看,在白色袋面上清清楚楚印有"金飞秒"。原来,印刷方最后一刻想当然认为"金"字错写为"全"字,连招呼也没打,自作主张印为"金飞秒"。或许每个人只看到自己想看到的字,那么长时间都没有发现"金飞"与"全飞"。

老百姓或许总是朴素地认为,这世上最好的应该是金子。那么,金色的全飞秒,飞吧,捎去春风里默默的祝福,还所有近视者明亮的微笑。

（周行涛）